AF298716

PATHOGÉNIE

DES

NÉPHRITES

PAR

LE DR E. GAUCHER

Ancien chef de clinique médicale à la Faculté de Paris
Chef du laboratoire de clinique médicale de la Charité
Ancien interne lauréat des hôpitaux de Paris
Lauréat de la Faculté et de l'Académie de médecine, etc.

PARIS

OCTAVE DOIN, ÉDITEUR

8, PLACE DE L'ODÉON, 8

1886

PATHOGÉNIE DES NÉPHRITES

TRAVAUX DU MÊME AUTEUR SUR LES NÉPHRITES.

Note sur la néphrite infectieuse diphthéritique et sur la pathogénie de l'albuminurie dans la diphthérie, *in Bull. Soc. biologie*, janvier 1881.

Note sur la néphrite infectieuse de la méningite cérébro-spinale, *in Bull Soc. biologie*, février 1881.

Albuminurie et urémie dans la fièvre typhoïde (Néphrite infectieuse), en collaboration avec M. A. Robert, in *Revue de médecine*, 1881.

PRINCIPALES PUBLICATIONS DU MÊME AUTEUR.

Traité théorique et pratique des maladies de la peau, commencé en collaboration avec Hillairet, t. I, (grand in-8 de 665 pages, avec figures dans le texte et planches hors texte. 1885. O. Doin, éditeur).

De l'Epithélioma primitif de la rate, forme particulière d'hypertrophie primitive de la rate, sans leucémie, avec planches (Paris, 1882. O. Doin, éditeur).

Des troubles de la nutrition dans l'intoxication saturnine. Recherches de physiologie et de chimie pathologiques (*Revue de médecine*, 1881).

De l'aphasie saturnine (*Bull. Soc. clinique*, 1880).

Mémoire sur l'anatomie pathologique des paralysies diphthéritiques, avec planche hors texte (*Journal d'anatomie*, 1881).

Mémoire sur l'anatomie pathologique de l'eczéma, avec deux planches hors texte (*Annales de dermatologie*, 1881).

Note sur le parasitisme de la lèpre, en collaboration avec Hillairet (*Bull. Soc. biologie*, 1880).

Culture des bactéries de la lèpre (*Soc. de biologie*, 1881).

Syphilis bulbo-médullaire précoce (*Revue de médecine*, 1883).

Arthropathie tibio-tarsienne tabétique, en collaboration avec M. Duflocq (*Revue de médecine*, 1884).

Syphilis héréditaire tardive et phthisie pulmonaire syphilitique, en collaboration avec M. Dubousquet (*Revue de médecine*, 1884).

De l'orchite parenchymateuse blennorrhagique suppurée (*Bull. Soc. clinique*, 1878).

Des gommes épiphysaires (Gommes syphilitiques des épiphyses articulaires (*Bull. Soc. clinique*. 1879).

De la péritonite sarcomateuse primitive subaiguë (*Bull. Soc. clinique*, 1882).

Infection purulente d'origine puerpérale chez l'homme, en collaboration avec M. Boursier (*Revue de médecine*, 1884).

De la transmission de la phthisie entre époux (leçons de M. le professeur Potain, publiées par E. Gaucher (*Revue de médecine*, 1884).

PATHOGÉNIE

DES

NÉPHRITES

PAR

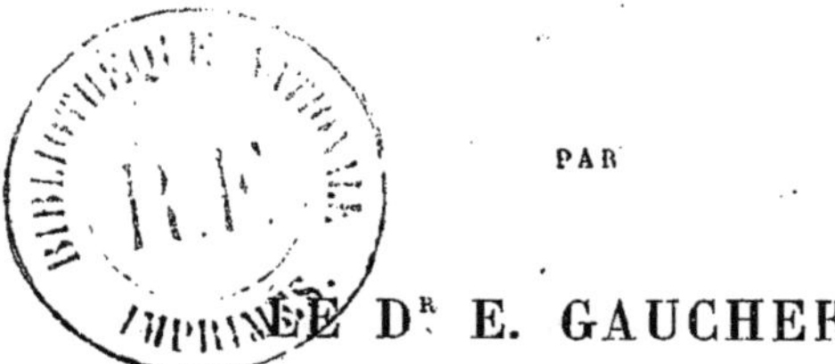

LE DR E. GAUCHER

Ancien chef de clinique médicale à la Faculté de Paris
Chef du laboratoire de clinique médicale de la Charité
Ancien interne lauréat des hôpitaux de Paris
Lauréat de la Faculté et de l'Académie de médecine, etc.

PARIS

OCTAVE DOIN, ÉDITEUR

8, PLACE DE L'ODÉON, 8

1886

INTRODUCTION

La pathogénie est le mode d'action des causes morbi-fiques; je crois nécessaire de donner tout d'abord cette définition pour bien délimiter mon sujet.

Et maintenant que faut-il entendre par néphrite? Envisagée dans le sens littéral du mot, la néphrite doit toujours être une affection inflammatoire. Or, qu'est-ce que l'inflammation?

Après avoir tour à tour considéré l'inflammation comme le résultat d'une exsudation vasculaire, ou d'une exagération des activités cellulaires (Virchow), ou d'une exsudation avec diapédèse (Conheim)[1], on en est arrivé à admettre que les phénomènes inflammatoires sont complexes; et, faut-il le dire, je crois que la nature de ces phénomènes n'est pas encore parfaitement élucidée.

---

1. M. Duval et Straus, *Recherches expérimentales sur l'inflammation*, in *Gazette médicale de Strasbourg*, juillet 1870.

Une plus grande incertitude existe encore, quand de la définition générale de l'inflammation on veut passer à la description des lésions élémentaires, et particulièrement des lésions épithéliales, d'origine inflammatoire. On sait que M. Kelsch[1] a essayé de montrer que les altérations épithéliales de la néphrite parenchymateuse étaient secondaires et de nature régressive ; et qu'au contraire MM. Charcot et Gombault, dans l'étude des cirrhoses viscérales épithéliales, MM. Straus et Germont, dans leurs expériences sur la ligature de l'uretère, ont prouvé que l'inflammation ou la lésion de l'épithélium rénal pouvait être primitive. De fait, nous ne possédons encore que des notions incomplètes sur la nature des altérations inflammatoires des épithéliums[2]. La tuméfaction trouble des cellules, leur état vacuolaire (Cornil), leurs sécrétions muqueuses, qui, d'après certains auteurs, caractérisent le processus phlegmasique, sont souvent associées à la dégénérescence granuleuse et granulo-graisseuse. Et même, parmi ces lésions réputées inflammatoires, il en est, comme l'état vacuolaire, qui ont été considérées par d'autres comme le résultat de la nécrose cellulaire (Hortolès[3]). Il serait donc hors de propos et c'est également l'avis de MM. Renaut et Hortolès[4], d'effectuer une distinction abso-

1. Kelsch. *Revue critique. Archiv. de physiol.*, 1874, p. 740.
2. Germont. *Contrib. à l'étude expérimentale des néphrites.* Th. de Paris, 1883, p. 66 et 67.
3. Hortolès. *Processus histologique des néphrites*, p. 51.
4. Hortolès. *Loc. cit.*, p. 20.

lue entre l'inflammation et la dégénérescence graisseuse.
La limite n'est pas assez exactement tranchée, à mon sens,
entre les lésions inflammatoires et les altérations dégénératives des épithéliums, pour permettre d'éliminer du cadre
des néphrites la dégénérescence graisseuse, par exemple,
qu'on observe à la suite de l'empoisonnement par le phosphore; et il est impossible de distraire cette forme de
stéatose rénale de l'étude des néphrites toxiques.

Un autre point reste encore bien obscur dans la définition de la néphrite, c'est la question de savoir à quel moment commence ce qu'on veut appeler l'inflammation.
Dans un travail récent, MM. Lépine et Aubert[1] ont recherché quelles étaient les modifications de composition
de l'urine, quand le rein ne jouissait pas de son intégrité
fonctionnelle. En troublant la fonction d'un seul rein, par
ischémie temporaire, et en dosant comparativement les
principes de l'urine sécrétée par l'un et l'autre rein, recueillie
séparément au moyen de canules dans les uretères, ils ont
vu que, du côté lésé, l'urine diminuait à la fois de quantité
et de densité. Quand le rein ne jouit pas de son intégrité
fonctionnelle, l'élection de l'épithélium pour les divers
principes solides que doit renfermer l'urine se trouve donc
modifiée. Or, qui pourrait dire que ce trouble, quoique
temporaire, de la fonction élective des épithéliums, ne

---

1. Lépine et Aubert. *Soc. de biologie*, séance du 9 janvier 1886.

comporte pas une altération cellulaire; et qui pourrait dire en quoi cette altération cellulaire consiste? Ces réflexions me semblent encore plus justes, quand, au lieu d'être simplement modifiée dans la proportion de ses matériaux solides normaux, l'urine renferme un principe anormal, de l'albumine.

La conclusion de cette discussion un peu longue est que la définition de la néphrite, comme celle des phlegmasies en général, n'est pas assez précise pour permettre de restreindre la signification du mot, et de séparer des néphrites certaines altérations dégénératives des épithéliums du rein.

Voilà, je crois, dans quel sens il faut étudier la pathogénie des néphrites, en comprenant cette dénomination dans son sens le plus large. Or, les éléments de cette étude ne sont pas nombreux. C'est depuis peu de temps seulement que les recherches pathogéniques ont pu donner des résultats positifs, et la pathogénie des néphrites, notamment, est encore, on peut le dire, à l'état d'ébauche. Cependant, les ouvrages, les mémoires, les travaux de toutes sortes sur la pathologie rénale ne manquent pas ; il n'y a peut-être pas de sujet qui ait été plus étudié. Mais la plupart des recherches, tant en France qu'à l'étranger, ont porté principalement sur l'histologie pathologique, sur la distinction anatomique et clinique des différentes formes de néphrites ; et leur pathogénie n'a été examinée qu'accessoirement. Je ne citerai pas tous les ouvrages français, allemands, anglais, etc., que j'ai lus, traduits et analysés en vain ; c'est seulement dans les travaux suivants que j'ai trouvé des faits précis ou des indications utiles.

Parmi les traités et les monographies classiques, le *Traité des maladies des reins* de Rayer, les leçons de M. le professeur Charcot, le traité de Bartels, et particulièrement les notes additionnelles de M. le professeur Lépine, l'article de M. Lancereaux dans le *Dictionnaire encyclopédique*, celui de M. Labadie-Lagrave, dans le *Dictionnaire de médecine et de chirurgie pratiques*, le traité de M. E. Wagner, l'ouvrage de MM. Cornil et Brault, sont ceux qui renferment les documents les plus importants sur la pathogénie des néphrites.

Les auteurs anglais et notamment Dickinson, Ralfe et Roberts, s'occupent peu de pathogénie. On trouve néanmoins dans l'ouvrage de R.-B. Todd des considérations intéressantes sur la pathogénie de la néphrite scarlatineuse, et de la néphrite goutteuse [1].

1. Voici, comme bibliographie générale les principaux ouvrages que l'on pourra consulter ; on se rendra compte que plusieurs d'entre eux sont assez pauvres notions pathogéniques :

Rayer. *Traité des maladies des reins.*

Rosenstein. *Maladies des reins*, trad. franç., 1874.

Bartels. *Maladies des reins*, trad. franç. avec additions de R. Lépine.

Lancereaux. Art. NÉPHRITE *du Dict. encyclopéd.*

Labadie-Lagrave. Art. NÉPHRITE *du Dict. de Jaccoud.*

Charcot. *Leçons sur les maladies du rein et conditions pathogéniques de l'albuminurie*, in *Progrès médical*, 1881.

Hortolès. *Processus histologique des néphrites*, 1881.

C'est pour les néphrites des maladies infectieuses qu'on trouve, dans la littérature médicale de ces dernières années, les recherches les plus importantes et les résultats les plus précis. Il me suffira de citer les travaux de M. le professeur Klebs, de M. le professeur Ch. Bouchard, de M. Kannenberg, de Weigert, de Litten, de Fürbringer, de Friedländer, pour la scarlatine, de Leyden, de Wagner, etc., ceux de Klebs, de MM. Lépine et Roux, sur la néphrite ascendante.

D'autre part, les recherches de pathologie expérimentale sont venues éclairer d'un jour nouveau la pathogénie de certaines lésions rénales. Le groupe des néphrites toxiques, dont la constitution est de date récente, a pu être établi grâce aux travaux de MM. Charcot et Gombault sur la néphrite saturnine, de M. Browicz, de M. Aufrecht, de

Rendu. Thèse d'agrégation, 1878.
Cornil et Ranvier. *Histol. pathol.*, t. II.
Cornil et Brault. *Pathologie du rein.*
Brault. Thèse, 1881.
Cornil. *État des cellules du rein*, in *Journal d'anatomie*, 1879.
Lépine et Aubert. *Soc. de biologie*, janvier 1886.
Virchow. *Ueber parenchymatöse Entzundung.*
Frerichs. *Die brightsche Nierenkrankheit*, 1851.
Klebs. *Handbuch der patholog. Anat.*, Berlin, 1868, t. I.
E. Wagner. *Morbus Brightii*, in *Ziemssens.*
Eichhorst. *Handbuch für speciellen Pathologie und Therapie*, Bd II. Wien. Leipsig, 1883.
Fürbringer. *Die Krankheiten der Harn und Geschlechtsorgan*, Braunschweig, 1884.
Dickinson. *Diseases of the Kidney.*
Todd. *Clinical Lectures on certain Diseases of the urinary Organ*, 1857.
Ralfe. *Diseases of the Kidney*, 1885.
Roberts. *Urinary and Renal Diseases*, 1885.

M. Cornil, de M. Germont sur la néphrite cantharidienne.

L'importance de la pathologie expérimentale dans l'étude pathogénique des néphrites a été mise également en évidence par les expériences de MM. Charcot et Gombault, de M. Aufrecht, de MM. Straus et Germont sur la ligature des uretères; par celles de MM. Grawitz et Israël, de M. Litten, de M. Germont sur la ligature de l'artère rénale, et de Weisgerber et Perls, Buschwald et Litten, Cornil, Germont sur la ligature de la veine rénale. L'observation des lésions histologiques déterminées par ces néphrites expérimentales nous a aidés à comprendre le processus d'un grand nombre d'altérations pathologiques du rein; car les procédés, au moyen desquels on provoque artificiellement ces néphrites, ne sont pas sans présenter quelque analogie avec le mode d'action des causes morbifiques sur l'organisme humain.

Je mentionnerai encore, parmi les recherches cliniques, histologiques ou expérimentales, propres à éclairer la pathogénie de certaines néphrites, les travaux de MM. Cantani et Armanni et de M. Straus, sur les lésions du rein dans le diabète sucré, ceux de MM. les professeurs Charcot et Cornil, de Garrod, de M. Virchow, de M. Ebstein sur la néphrite goutteuse, ceux de Frerichs, de Blot, de Depaul, de Bartels, de Leyden, de Möricke, d'Ingerslev, de Bamberger, d'Halbertsma (d'Utrecht), sur la néphrite gravidique.

C'est relativement aux différentes formes de néphrites

chroniques, réunies sous la dénomination commune de mal de Bright, que la pathogénie est encore la plus obscure. J'aurai néanmoins à utiliser pour leur étude les travaux de M. le professeur Charcot, de M. le professeur Ch. Bouchard; les mémoires et les revues critiques de M. le professeur Lépine et les thèses de ses élèves, les additions du même auteur à la traduction de Bartels; les travaux de Gubler, de M. le professeur Jaccoud et de M. le professeur Semmola; les mémoires de W.-L. Gull et H.-G. Sutton, de G. Johnson et de quelques autres médecins anglais sur les rapports de la néphrite interstitielle avec l'artério-fibrose, et enfin les recherches de M. Lancereaux et de M. H. Martin sur les scléroses dystrophiques[1].

Malgré ces recherches de la plus haute importance et dont quelques-unes sont restées célèbres, la pathogénie des néphrites est encore assez incomplète; il y en a plusieurs dont la nature nous est à peu près inconnue. Cependant, quelles que soient les lacunes qu'on trouvera forcément dans un travail de ce genre, je crois qu'il serait temps aujourd'hui, à côté des nombreuses classifications cliniques, anatomiques, étiologiques, qui ont été proposées de toutes parts, d'établir une *classification pathogénique des néphrites* : C'est l'ébauche d'une telle classification que je voudrais tenter à la fin de cette étude.

---

1. On trouvera, à propos de chaque variété de néphrite, les indications concernant les ouvrages des auteurs que je viens de citer.

PATHOGÉNIE

DES NÉPHRITES

I

DES DIVERS MODES PATHOGÉNIQUES
LEUR APPLICATION AUX NÉPHRITES

Quelque nombreuses que soient les causes des maladies, les procédés suivant lesquels elles agissent sur l'organisme peuvent, ainsi que l'a montré M. le professeur Ch. Bouchard[1], être ramenés à quatre types. Ces quatre grands processus pathogéniques sont : 1° *les dystrophies élémentaires primitives*; 2° *l'infection*; 3° *les troubles préalables de la nutrition*; 4° *les réactions nerveuses*.

« Le premier de ces processus résulte de l'action vitale des cellules, quand elle est directement mise en jeu par

1. Ch. Bouchard. *Leçon d'ouverture*, in *Semaine médicale*, 1885, p. 110.

quelques causes physiques, mécaniques ou chimiques; » il comprend toutes les altérations cellulaires primitives, celles qui résultent de l'action directe de la cause sur l'élément anatomique. C'est à ce processus que se rapporte le mode d'action du traumatisme et des intoxications.

» L'interprétation de l'infection, qui avait soulevé tant de discussions jadis, n'est plus controversée aujourd'hui; la nature vivante de la matière contagieuse est hors de toute contestation. Bien que la démonstration ne soit pas faite pour toutes les maladies contagieuses, ce n'est pas trop s'avancer que de dire « que l'infection est le résultat de l'introduction dans l'économie et de la pullulation d'un parasite végétal. » Ces parasites, circulant dans l'organisme ou implantés dans les tissus, déterminent alors, par des procédés multiples, des altérations diverses des éléments anatomiques. Nous verrons plus loin par quel mécanisme ces altérations peuvent se produire dans le rein.

Quant aux troubles préalables de la nutrition, qui régissent un si grand nombre de maladies chroniques, c'est à eux qu'il faut rapporter la genèse de toutes les lésions d'origine diathésique ou cachectique.

Enfin, les réactions nerveuses ont une influence bien connue sur la production des maladies. L'importance pathogénique des réflexes n'est mise en doute par personne.

Mais ce qu'il importe de ne pas perdre de vue, c'est que ces différents modes pathogéniques peuvent se combiner et se combinent en effet très souvent; de sorte que la maladie est produite alors par un processus complexe. Cette pathogénie complexe se retrouve dans un grand nombre d'altérations rénales. Les excitations nerveuses périphériques, par exemple, ne provoqueront-elles pas plus facilement une néphrite chez un individu surmené que chez un homme sain ? L'infection n'agira-t-elle pas aussi plus efficacement chez le premier que chez le second ? Les altérations humorales ou les troubles de la nutrition, qui constituent les diathèses, ne créent-ils pas une prédisposition permanente aux atteintes des autres causes morbigènes ? On voit donc que l'association possible de plusieurs processus morbides va faire surgir une difficulté de plus, quand il s'agira de déterminer la pathogénie de chaque variété de néphrite.

Quoi qu'il en soit, et tout en tenant compte, pour chaque cas particulier, de cette complexité pathogénique, on peut essayer d'appliquer les notions précédentes à l'étude des néphrites. Cette application n'est pas toujours facile, il faut le reconnaître ; il y a des néphrites sur la nature desquelles on est encore forcé de rester indécis ; il y en a d'autres dont la pathogénie nous est à peu près inconnue ; mais nous en connaissons quelques-unes que l'on sait déjà où classer d'une manière certaine : telles, les néphrites infectieuses, les néphrites toxiques, certaines néphrites diathésiques.

Au reste, chacun de ces groupes mérite une étude spéciale, et l'observation attentive des conditions particulières qui président au développement des différents formes de néphrite pourra nous éclairer sur leur nature. Mais, avant de rechercher dans quel groupe pathogénique doit rentrer chaque variété de néphrite, il est nécessaire d'indiquer rapidement les principales causes des néphrites, et d'examiner autant que possible quel est le degré de fréquence de chacune d'elles.

II

DES PRINCIPALES CAUSES DES NÉPHRITES
LEUR FRÉQUENCE RELATIVE
CLASSIFICATION DE CES CAUSES

Si l'on ne s'en tenait qu'aux cas où les lésions sont grossières, évidentes, apparentes à l'œil nu, les néphrites ne seraient pas très fréquentes. Mais les progrès de l'histologie pathologique ont montré que, dans la plupart des maladies, le rein était intéressé à un degré variable, et qu'à côté des cas dans lesquels la lésion rénale constituait en quelque sorte l'affection principale, il fallait faire une place aux déterminations rénales qui se montrent dans une foule d'états morbides divers. Cette fréquence des altérations du rein n'a d'ailleurs rien qui doive nous surprendre, quand on songe que cet organe est le principal émonctoire de l'économie, et que c'est par lui que s'éliminent, pour la plus grande part, les substances étrangères introduites dans l'organisme et les produits de la désassimilation cellulaire.

Dans les maladies infectieuses, dans les empoisonnements, dans les diathèses et dans les cachexies, dans toutes les circonstances qui apportent une modification quelconque à la crase du sang, pour employer l'expression ancienne dans son sens le plus vague, le rein peut prendre sa part de l'altération générale de l'organisme. Si l'on ajoute à ces causes celles qui portent directement et primitivement leur action sur le rein lui-même, comme les traumatismes, et celles qui dérivent d'une irritation ou d'une lésion préalables de ses voies d'excrétion, on voit que, par son rôle physiologique, par ses fonctions et par ses connexions, le rein est, plus que tout autre organe, exposé à subir l'influence des causes morbifiques.

Pour apprécier le degré de fréquence des causes des diverses formes de néphrites, j'ai pensé que le moyen le plus sûr était d'examiner les statistiques de plusieurs services hospitaliers. M. le professeur Potain a bien voulu me communiquer la statistique des autopsies de son service à l'hôpital Necker, pendant trois ans (1883, 1884 et 1885). Cette statistique a été dressée avec beaucoup de soin par M. Suchard, chef du laboratoire d'histologie de la clinique. Elle nous apprend que sur 229 autopsies, le rein a été trouvé lésé 100 fois; ces 100 cas d'altérations rénales se répartissent ainsi :

Néphrite interstitielle (reins durs, petits, granuleux)	55
Néphrite diffuse aiguë	8
Rein cardiaque, avec ou sans infarctus	6
Gros rein blanc	5
Infarctus uriques	3
Rein chirurgical (abcès miliaires)	2
Infarctus suppuré (dans un cas de fièvre typhoïde)	1
Dégénérescence amyloïde	5
Tuberculose miliaire du rein	15

De plus, dans 23 autres cas, la lésion du rein était probable (congestion intense ou pâleur de l'organe, modifications de volume et de consistance), mais ne peut être affirmée, en l'absence d'examen microscopique.

Si on laisse de côté les 5 cas de dégénéresce nce amyloïde et les 15 cas de tuberculose miliaire, qui peuvent prêter à discussion, on voit qu'il reste un total de 80 néphrites certaines sur 229 autopsies; soit environ la proportion d'au moins 1 néphrite sur 3 autopsies; de sorte que l'on peut conclure de cette statistique que, chez les malades des hôpitaux de Paris, atteints d'ailleurs d'affections quelconques, le rein présente des altérations inflammatoires dans plus du tiers des cas. Comme fréquence relative, la néphrite interstitielle tient la tête et laisse bien loin derrière elle toutes les autres variétés de néphrites.

Voici maintenant une autre statistique qu'on peut rapprocher de la précédente, c'est le relevé de soixante et un cas de néphrites, observés dans le service de M. Lancereaux à l'hôpital de la Pitié, pendant une période de trois années (de 1883 à 1885). Cette statistique, qui m'a été très obligeamment communiquée par M. J. Besançon, interne du service, montre que, sur ce total de 61 néphrites, on trouve :

37 néphrites interstitielles;
4 néphrites calculeuses;
3 néphrites saturnines;
1 néphrite scléreuse, dystrophique par angustie du système artériel;
6 néphrites épithéliales, primitives, *a frigore* (?);
2 néphrites parenchymateuses chez des tuberculeux;
5 néphrites infectieuses (fièvre typhoïde 2, amygdalite 2, endocardite ulcéreuse 1);
2 cas de stéatose rénale chez des alcooliques;
1 cas de dégénérescence amyloïde.

On remarquera également dans ce relevé la grande fréquence de la néphrite interstitielle.

De ces deux statistiques provenant des hôpitaux de Paris,

il est difficile de rapprocher la statistique dressée par Bamberger à l'hôpital général de Vienne[1]. En douze années, sur 19 000 autopsies, on a compté 2430 néphrites (parenchymateuses et interstitielles), soit environ la proportion de 1 sur 8. Les autopsies ont été faites sous la direction de Heschl et de Rokitansky. Sur ces 2430 néphrites, les relevés de Bamberger portent 807 cas de néphrite primitive (apparue d'emblée, sous l'influence de causes banales) soit 33 p. 100 du chiffre total, et 1623 cas de néphrites consécutives à un état morbide antérieur, ou survenues comme complication d'une autre maladie, soit 67 p. 100. Cette statistique de Bamberger, qui diffère si notablement de celle de M. le professeur Potain, ne peut évidemment pas être considérée comme l'expression réelle des faits, car elle a été établie à une époque où la technique histologique du rein était insuffisante, et bien des lésions ont dû passer inaperçues, à supposer que l'examen microscopique ait toujours été pratiqué.

D'ailleurs, la première statistique elle-même, celle qui provient de la clinique médicale de l'hôpital Necker, ne donne certainement pas une idée complète de la fréquence des diverses formes de néphrites, car l'examen histologique fait défaut dans bien des cas, et on sait que des reins, qui paraissent sains à l'œil nu, peuvent néanmoins présenter des lésions microscopiques. Cependant, une proportion établie d'après le relevé complet des autopsies du même service, pendant trois années consécutives, m'a semblé offrir assez de garanties d'exactitude pour être reproduite ici, et ces statistiques m'ont paru assez intéressantes pour mériter

---

1. J'emprunte cette statistique à M. Labadie-Lagrave. — Voy. art. REIN du *Dict. de Jaccoud*, p. 709.

de figurer dans l'exposé des principales causes des néphrites.

Sans entrer dans le domaine de l'étiologie proprement dite, il est indispensable de rappeler brièvement ces causes, avant d'examiner leur mode d'action. Je suivrai, dans cet exposé sommaire, l'ordre adopté par M. le professeur Lépine dans la classification très simple et très logique qu'il a proposée au congrès de Grenoble (août 1885[1]).

Les agents irritants, dit M. Lépine, ont deux voies pour pénétrer jusqu'au rein; d'où deux classes de néphrites. Dans la première classe prennent place toutes les néphrites qui résultent d'une altération du sang, quelle que soit sa nature, et qui sont dues principalement à un travail d'élimination. La seconde classe comprend toutes les néphrites ascendantes, par lésion ou irritation des voies d'excrétion. Si l'on ajoute à ces deux classes deux groupes tout à fait accessoires : les néphrites traumatiques et les néphrites secondaires, localisées, qui se développent autour d'une tumeur ou d'un néoplasme du rein, on a une classification complète des causes des néphrites. On peut résumer ces notions étiologiques de la manière suivante :

1° *Néphrites d'origine sanguine ou vasculaire,* comprenant :

Les *néphrites infectieuses;*

Les *néphrites toxiques;*

La *néphrite goutteuse,* qui résulte également de l'élimination d'un principe anormal ou en excès dans le sang ;

Les altérations du rein dans le *diabète;*

Le *mal de Bright* sous ses deux formes : *néphrite paren-*

1. *Semaine médicale,* 19 août 1885.

chymateuse et *néphrite interstitielle* (je rattacherai à cette dernière forme la *néphrite dystrophique* et le *rein sénile*);

Les lésions consécutives à l'*ischémie artérielle du rein*, (pincement et ligature de l'artère rénale);

Les *néphrites par stase veineuse : rein cardiaque;* thrombose et ligature de la veine rénale;

Les *néphrites congestives* (par congestion active);

La *néphrite gravidique* (je place cette forme isolément entre les deux grandes classes de néphrites, car elle ne rentre d'une façon absolue dans aucun des groupes précédents. Sa pathogénie est encore très discutée; ses causes sont peut-être multiples. Elle a été attribuée tour à tour à la congestion passive par compression des veines rénales, à l'irritation des voies d'excrétion par la compression de l'uretère; elle est peut-être de nature dyscrasique. Je crois donc préférable de lui donner une place à part, entre les variétés précédentes et celles qui vont suivre).

2° *Néphrites par irritation ou lésion des voies d'excrétion*, comprenant :

Les *néphrites consécutives* à la lithiase urinaire, aux maladies des voies urinaires inférieures (*néphrites ascendantes*);

La *néphrite parasitaire* de Klebs;

La *néphrite blennorrhagique;*

Les lésions du rein, consécutives à la *ligature des uretères;*

3° *Néphrites traumatiques.*

4° *Néphrites localisées, secondaires.*

C'est dans cet ordre que j'étudierai successivement la pathogénie des divers groupes et variétés de néphrites[1].

1. Je tiens à remercier les amis dévoués qui m'ont donné des indications, qui

III

PATHOGÉNIE SPÉCIALE DES DIVERS GROUPES
ET VARIÉTÉS DE NÉPHRITES

§ 1. — NÉPHRITES INFECTIEUSES

L'albuminurie qu'on observe communément dans les maladies infectieuses a été attribuée pendant longtemps à des causes diverses. On incriminait surtout l'hyperthermie, ou l'altération du sang, dans son sens le plus vague. Relativement aux fièvres éruptives, on attribuait une certaine influence à l'excitation cutanée. Enfin on admettait également que l'asphyxie pouvait jouer son rôle, notamment dans certains cas de pneumonie. Certes, l'influence de ces causes ne doit pas être rejetée absolument; les troubles de nutrition des éléments anatomiques, dans les maladies

ont fait pour moi des traductions ou qui m'ont aidé dans mes expériences. Que MM. Paul Bar, Barthélemy, Bataillard, Batuaud, Julien Besançon, Bourcy, Charrin, Frétin, Gley, Juhel-Renoy, Plicque, Sapelier, Schachmann, Armand-Siredey, Springer, Suchard et Valude veuillent bien recevoir l'expression de ma gratitude.

Je remercie également M. Albert Robin, qui m'a donné des renseignements utiles, et je suis particulièrement reconnaissant à M. Labadie-Lagrave, qui m'a fourni des indications bibliographiques précieuses, et qui m'a si obligeamment communiqué le manuscrit de l'ouvrage qu'il doit faire paraître prochainement sur l'*Urologie clinique et les maladies des reins.*

infectieuses comme dans une foule d'autres états morbides, peuvent donner naissance à des produits albuminoïdes pathologiques, qui sont emportés par le torrent sanguin et éliminés par la sécrétion urinaire. Toute albuminurie dans le cours d'une maladie infectieuse n'est donc pas sous la dépendance d'une néphrite[1]. Mais, d'autre part, les micro-organismes, agents de l'infection, peuvent agir sur le rein comme sur les autres organes; ils agissent en effet fréquemment et de plusieurs manières différentes que j'indiquerai par la suite; ce sont les altérations rénales qu'ils déterminent ainsi qui constituent les néphrites infectieuses.

Historique. — L'étude de ces néphrites infectieuses est de date toute récente[2]. En 1868, Fischer (de Breslau), dans un travail sur la diathèse furonculeuse, décrivait une *néphrite septique expérimentale*, qu'il avait provoquée chez les animaux par l'injection intra-veineuse d'hémite de soude, produit de la fermentation acide du pus du foyer furonculeux. Fischer avait observé aussi une semblable néphrite chez l'homme, dans des cas d'anthrax et de phlegmon diffus. Les lésions de cette inflammation rénale d'origine septique étaient celles d'une néphrite parenchymateuse hémorrhagique. On trouvait dans le tissu du rein des colonies de micrococcus, qui avaient déterminé autour d'elles une violente réaction inflammatoire. Ces micrococcus provenaient des vaisseaux, et les artérioles étaient en effet oblitérées par des embolies capillaires composées des mêmes parasites. Des foyers hémorrhagiques et de petits

1. Bouchard, *Bull. de la Soc. clinique*, 1880.
2. Voy. l'article cité de Labadie-Lagrave, p. 771, et Lépine, *Additions au Trait. de Bartels*, p. 636.

abcès disséminés dans le parenchyme rénal étaient la conséquence de ces embolies.

Presque en même temps, Hueter et Tommasi découvraient dans les reins de malades qui avaient succombé à la diphthérie, le *micrococcus diphtheriæ*.

Recklinghausen a vu également plusieurs fois des micrococcus dans le rein; ces microparasites étaient accumulés dans les petites veines du rein, au point que celles-ci étaient devenues variqueuses.

Waldeyer et Klebs (1870) ont démontré la présence du *microsporon septicum* dans les abcès métastatiques du rein, chez les pyémiques.

Oertel, en 1871, attribue la néphrite diphthéritique à la pullulation des microbes dans le rein; presque toujours il a trouvé des parasites dans les capsules de Malpighi et dans les canaux urinifères. Ces microbes ont été aussi observés par Letzerich; ils ont été vus par Eberth, par Litten et par moi-même au centre des cellules.

Eberth a trouvé également des micro-organismes dans les infarctus rénaux de l'endocardite ulcéreuse.

Weigert (1875), qui a fait faire un si grand pas à la technique bactériologique, en montrant l'affinité des microbes pour les couleurs d'aniline, trouve, dans plusieurs maladies, des colonies bactériennes dans le rein.

Bartels est également un partisan de la théorie microbienne et admet le rôle pathogénique des microbes dans les néphrites[1]; d'après lui, certaines inflammations du rein peuvent être dues à la présence et à la pullulation de l'élément infectieux dans le rein.

---

1. Bartels, *Trad. française*, p. 244-245.

Markwald (1878) a provoqué des néphrites expérimentales chez des lapins, par l'injection intra-veineuse de liquides putrides, remplis de bactéries. L'urine renfermait des cylindres recouverts de bactéries sphériques.

Leyden a observé un cas d'embolies microbiennes du rein, à la suite de l'opération d'un polype utérin. A l'autopsie, on trouva dans les pyramides des stries jaunâtres, qui représentaient des veines variqueuses pleines de microbes. Ces embolies parasitaires avaient déterminé une vive réaction inflammatoire périphérique.

Litten a décrit également les lésions rénales des maladies septiques; le parenchyme rénal présentait des traînées jaunâtres, résultant de l'accumulation de micrococci soit dans les tubes droits, soit dans les vaisseaux.

Des constatations analogues ont été faites par Kolliker junior, par Birch-Hirschfeld, etc.

Il est donc bien établi, depuis quelque temps déjà, que des microbes peuvent siéger dans le rein, et, par leur présence, déterminer dans cet organe des altérations inflammatoires.

Mais on remarquera que, dans la plupart des recherches précédentes (Fischer, Recklinghausen, Klebs, Weigert, Leyden), les lésions rénales sont dues à des embolies capillaires microbiennes ou à l'accumulation et au séjour des parasites dans le rein.

A côté de ces faits, M. le professeur Ch. Bouchard a établi un nouveau groupe de néphrites infectieuses, dont la pathogénie est toute spéciale[1]. En étudiant les différences physiques que peut présenter le précipité albu-

1. Ch. Bouchard, *Bull. Soc. clinique de Paris*, 1880. — *Transactions du Congrès de Londres*, 1881, p. 346. — *Revue de médecine*, 1881, p. 671.

mineux de l'urine de la fièvre typhoïde, M. Bouchard est arrivé à découvrir un mode particulier d'action des microbes sur le rein. Les bactéries peuvent en effet, au lieu de s'accumuler dans les vaisseaux et dans le tissu rénal, traverser seulement le rein et s'éliminer avec l'urine. Le passage des microbes détermine alors une véritable néphrite irritative, qui se manifeste par des lésions des glomérules et des cellules épithéliales des tubes contournés. La constatation dans le sang, pendant la vie, des mêmes microbes que l'on retrouve dans le rein après la mort la coïncidence de l'apparition dans les urines de ces microbes et de l'albumine, en même temps que des dépouilles épithéliales des tubuli, la coïncidence de la disparition des microbes et de l'albumine de l'urine, sont autant de preuves en faveur de la conception pathogénique formulée par M. le professeur Bouchard.

L'existence de cette néphrite infectieuse, démontrée d'abord dans la fièvre typhoïde, a été ensuite constatée par M. Bouchard dans les maladies suivantes : la fièvre puerpérale, la fièvre herpétique, la rougeole, l'érysipèle de la face, l'angioleucite érysipélateuse, l'ostéomyélite, l'amygdalite aiguë infectieuse, le pseudo-rhumatisme, la typhlite ulcéreuse, la dysenterie, la diphthérie, la phthisie pulmonaire, la bronchite purulente, la rage. M. Bouchard admet aussi que cette même néphrite infectieuse, constatée d'ailleurs d'après sa méthode, peut exister, avec les mêmes caractères, dans la scarlatine maligne, dans la variole, dans l'endocardite ulcéreuse, selon l'observation de M. Netter, et dans la méningite cérébro-spinale, ainsi que je l'ai démontré moi-même[1]. Enfin, ajoute M. Bou-

1. Voy. *Bull. de la Société de biologie*, 1881. — *Note sur le parasitisme de la*

chard, bien des présomptions autorisent à penser que pareille démonstration pourra être donnée pour d'autres maladies infectieuses, telles que la syphilis, par exemple, et que les néphrites secondaires de toutes les pyrexies sont très vraisemblablement aussi des néphrites infectueuses.

M. Kannenberg a étudié aussi le rôle des microbes dans les néphrites des maladies infectieuses aiguës. Ses recherches, pratiquées à l'hôpital de la Charité de Berlin, l'ont conduit aux résultats suivants[1] : 1° dans l'urine d'individus sains (surtout apyrétiques) on trouve quelquefois des champignons en mono ou diplococcus, plus rarement en chaînettes ou bâtonnets[2] ; — 2° dans toutes les maladies fébriles, le nombre de ces champignons est augmenté ; — 3° on les trouve en quantité particulièrement abondante dans les maladies aiguës, spécialement lorsqu'elles se compliquent de néphrite. Les observations de Kannenberg ont porté sur des cas de scarlatine, de rougeole, d'érysipèle, de pneumonie, de fièvre intermittente, de diphthérie, de fièvre typhoïde, de typhus exanthématique, de fièvre récurrente et d'amygdalite phlegmoneuse. Dans la fièvre récurrente, les microbes apparaissaient dans l'urine avec l'albumine et les cylindres, à chaque accès, avec une abondance d'autant plus grande que l'accès était plus violent ; après la cessation de l'accès, l'albumine et les microbes disparaissaient des urines. Toutes ces maladies

méningite cérébro-spinale et sur la néphrite infectieuse qui l'accompagne, par E. Gaucher.

1. Kannenberg, *Ueber Nephritis bei acuten Infectionskrankheiten*, in *Zeitschrift für klinische Medizin*, 1880, t. Ier, p. 506.

2. On sait au contraire que, d'après M. Pasteur, l'urine normale, recueillié avec les précautions convenables, ne renferme jamais de germes.

étaient accompagnées de néphrites desquamatives ; et l'évolution de celles-ci présentait une si parfaite corrélation avec l'existence des microbes dans l'urine, qu'il était impossible de ne pas admettre un rapport étiologique entre les deux phénomènes. Kannenberg émet donc également l'opinion que c'est le passage des microbes à travers les parois canaliculaires qui provoque la néphrite.

Pathogénie des néphrites infectieuses en général ; modes d'action des microbes sur le rein. — Tels sont les principaux documents à l'aide desquels on peut étudier la pathogénie des néphrites infectieuses. On a vu que les microbes pouvaient provoquer dans le rein deux ordres de lésions : 1° les uns, des embolies infectieuses spécifiques, avec formation d'abcès métastatiques ; 2° les autres, des phénomènes d'irritation inflammatoire ou des troubles de nutrition des éléments anatomiques, qui aboutissent à la production d'une néphrite proprement dite.

Dans ce dernier cas, les microbes peuvent agir sur les cellules et sur les éléments du rein de plusieurs manières différentes : soit par des troubles d'irrigation, en produisant par leur accumulation dans les capillaires une sorte d'obstruction vasculaire, une ischémie qui entrave la vitalité des cellules, comme ferait le pincement de l'artère rénale ; soit par traumatisme des cellules dans lesquelles ils pénètrent, en s'emparant de la substance même de la cellule ; soit en s'emparant de la substance qui doit nourrir la cellule et qui arrive incessamment en contact envers elle, que ce soit l'oxygène, une matière albuminoïde ou autre ; soit en sécrétant une matière nuisible qui peut détériorer la cellule.

Toutes ces hypothèses sont possibles, tous ces processus

pathogéniques peuvent exister; pour certaines formes de néphrites infectieuses, ainsi qu'on le verra par la suite, pour la néphrite expérimentale de la maladie pyocyanique, par exemple, on a démontré que l'action nocive appartenait bien au microbe lui-même et non à son produit de sécrétion. Malheureusement pareille démonstration n'est pas toujours facile; mais, si le mécanisme de la lésion n'est pas élucidé dans tous les cas, il n'en est pas moins vrai que « cette lésion est certainement l'effet de la présence des bactéries dans la glande » (Bouchard).

Au reste, plusieurs expériences prouvent bien que les bactéries qui circulent dans le sang peuvent passer dans l'urine, et que cette pénétration des micro-organismes à travers le filtre rénal peut être accompagnée d'albuminurie. Conheim, ayant injecté des bactéries dans le sang, les a retrouvées dans l'urine. M. Marix[1], par des injections intra-veineuses de levure, a provoqué l'albuminurie. M. Capitan, reprenant les mêmes expériences, a montré que les spores de levure, injectées dans le sang, traversaient le rein et passaient dans l'urine; que simultanément l'albumine s'y montrait aussi; que, bientôt après, avec l'albumine et avec les spores, on trouvait dans l'urine des cylindres granuleux, souvent eux-mêmes remplis de spores. Ces expériences, qui reproduisent exactement les faits pathologiques, ne peuvent laisser aucun doute sur la genèse et l'évolution des néphrites infectieuses[2].

Mais, pour que les recherches cliniques soit concluantes, il est nécessaire de s'entourer des plus grandes précautions dans l'examen de l'urine; il est indispensable que l'urine

---

1. Marix, *Thèse de Paris*, 1879.
2. Capitan, *Thèse de Paris*, 1883, p. 33.

soit pure et fraîche. Les procédés à l'aide desquels ce liquide doit être recueilli et examiné sont trop connus aujourd'hui pour que j'aie besoin de les rappeler. A l'état normal, ainsi que l'a montré M. Pasteur, l'urine fraîche et pure ne contient pas de germes; elle peut se conserver au contact *de l'air pur*, sans subir la fermentation ammoniacale et sans donner naissance à des micro-organismes, de sorte que la constatation des bactéries dans l'urine implique l'idée d'un état pathologique. Il y a cependant quelque restriction à faire à cette conclusion posée dans des termes aussi rigoureux, car, selon la remarque de M. le professeur Lépine, chez la femme à l'état normal, l'urèthre peut être une porte d'entrée pour l'introduction des germes dans les voies urinaires. Mais, ce n'est là qu'un cas exceptionnel; d'une manière générale on peut dire que l'existence de microbes dans l'urine, quand ces microbes sont les mêmes que ceux qu'on constate dans le sang et que ceux qu'on retrouve dans le rein, est une preuve de néphrite infectieuse. La démonstration absolue exigerait que l'on pût cultiver ce microbe de l'urine, et, par l'inoculation du produit de culture, reproduire la maladie[1]. Malgré ce désidératum, quand, dans le cours d'une maladie infectieuse une néphrite se développe avec les caractères qui ont été indiqués ci-dessus, sans autre cause que la maladie primitive elle-même, il est légitime d'admettre que cette néphrite est une néphrite infectieuse.

Toutefois, il est nécessaire de savoir que toutes les variétés de bactéries qui circulent dans les vaisseaux du rein, et qui passent même dans l'urine, ne donnent pas lieu à des lésions

---

1. Lépine, *Notes additionnelles à la Traduction de Bartels*, p. 640.

rénales. Dans le charbon expérimental aigu, tel qu'il a été déterminé par MM. Straus et Chamberland, par l'injection dans le tissu cellulaire du cobaye d'une goutte de liquide de culture de charbon virulent, le sang du rein est rempli de bactéridies charbonneuses; mais il n'y a aucune oblitération vasculaire, et les cellules des tubuli sont intactes. On ne trouve des bactéries dans l'urine que si ce liquide renferme en même temps du sang. Il est vraisemblable que, dans ce cas, la bactéridie étant très aérobie, la maladie évolue trop vite et la mort arrive trop rapidement pour que des lésions aient eu le temps de se produire. Il y a également des septicémies qui ne sont pas accompagnées de néphrite[1]; dans les septicémies expérimentales, déterminées par Koch chez les souris de maison et chez les lapins, les bactéries neparaissent pas sortir des vaisseaux, ni s'éliminer par le rein. Le sang du rein [est rempli de bactéries (bacilles de $1\,\mu$ sur $0\,\mu,1$ chez la souris; bactéries ovoïdes, de $1\,\mu$ sur $0\,\mu,8$ chez le lapin), mais il n'y a pas de thromboses vasculaires, pas d'abcès, pas de lésions des cellules, aucune réaction inflammatoire, aucune altération du parenchyme rénal. A la suite de l'injection sous-cutanée, chez la grenouille, d'infusion de jéquirity, MM. Cornil et Berlioz ont vu que le sang du rein, comme celui de la circulation générale, renfermait des bacilles caractéristiques, que ces bacilles s'éliminaient par les urines, mais qu'ils ne déterminaient, par leur présence dans le rein ou par leur passage des vaisseaux dans la lumière des tubes, aucune lésion épithéliale, aucun exsudat[2].

---

1. Au contraire, la septicémie expérimentale de Charrin provoque une néphrite infectieuse.

2. Cornil et Brault, *Pathologie du rein*, p. 286-287.

Dans d'autres cas, la présence des microbes dans le rein, alors même qu'elle ne provoque aucune réaction inflammatoire, peut donner naissance à des troubles fonctionnels, tels que l'anurie, par un mécanisme facile à comprendre. Dans deux cas de Litten, cités par M. le professeur Lépine [1], l'accumulation des bactéries dans les tubes urinifères avait déterminé l'arrêt de la sécrétion urinaire. M. Juhel Rénoy m'a communiqué une observation d'anurie scarlatineuse précoce, qui était due à l'existence de thrombus parasitaires, obstruant tous les vaisseaux du rein [2].

Mais ce sont là des faits exceptionnels, et, le plus ordinairement, la présence des microbes dans le rein a pour conséquence la production de lésions inflammatoires et dégénératives. Les lésions de ces néphrites infectieuses sont assez semblables dans tous les cas ; ce sont les lésions de la néphrite diffuse aiguë, habituellement prédominantes sur l'épithélium, analogues à celles des néphrites toxiques, parfois avec quelques particularités propres à certaines variétés de microbes.

Pour la description histologique complète de ces néphrites, je renvoie aux ouvrages de M. E. Wagner, de MM. Cornil et Brault, de MM. Cornil et Ranvier [3] ; j'ai seu-

1. Lépine, *Notes additionnelles à la Traduction de Bartels*, p. 663. — Litten, *Zeitschrift für klin. Med.*, 1882, t. IV, 1ᵉʳ et 2ᵉ fasc. (*Quelques cas de maladie mycosique des reins*).

2. Cette observation sera publiée dans un mémoire de M. Juhel-Renoy *Sur l'Anurie scarlatineuse*. Ce mémoire est actuellement sous presse.

3. E. Wagner (*Deutsch. Arch.*, Bd. XXV, cité par M. Lépine) reconnaît quatre formes anatomiques de néphrite aiguë : 1° la *forme hémorrhagique catarrhale*, caractérisée par le catarrhe et des hémorrhagies dans les capsules de Bowmann et dans les tubes contournés ; 2° la *forme hémorrhagique catarrhale et interstitielle* qui, en plus des lésions précédentes, présente une infiltration du stroma par des cellules rondes, surtout au voisinage des glomérules ; 3ᵉ le *rein blanc aigu*, observé dans la scarlatine, la diphthérie, plus rarement la fièvre typhoïde, la fièvre récurrente, la phthisie, dans lequel les canalicules sont distendus par l'épithélium tuméfié et dégénéré et par une matière albuminoïde coagulée ; 4° *la*

lement à indiquer ici la caractéristique anatomique des néphrites infectieuses, telle qu'elle a été établie par les travaux de M. Bouchard [1], de M. Weigert, de M. J. Renault [2], de MM. Straus et Lépine [3].

On a vu que les bactéries, venant des vaisseaux, passaient dans l'intérieur des tubes urinifères et de là dans les voies d'excrétion. C'est donc dans les branches glomérulaires et dans la substance corticale que doivent siéger principalement les lésions. Les reins sont légèrement augmentés de volume, et, à l'œil nu, on remarque une tuméfaction de la substance corticale, qui est tantôt pâle et grisâtre, tantôt congestionnée et sillonnée de tractus jaunâtres. Sa couleur tranche avec celle de la substance médullaire, qui conserve habituellement son aspect normal. On peut constater dans les tubes contournés toutes les altérations épithéliales des néphrites aiguës : la fusion des cellules, qui sont boursouflées, turgescentes et granuleuses, qui peuvent montrer aussi la formation de points clairs, début de la sécrétion

forme lymphomateuse aiguë, observée souvent dans la scarlatine, caractérisée par une infiltration du stroma par des cellules rondes, et par des foyers hémorrhagiques. C'est la néphrite scarlatineuse de Kelsch, de Coats, de Charcot.

D'après MM. Cornil et Brault, on peut distinguer trois formes de néphrite, aiguë : 1° *forme avec prédominance des phénomènes congestifs,* dont les caractères rappellent ceux de la néphrite cantharidienne; on l'observe dans la variole, dans la diphthérie, dans la fièvre typhoïde; la substance corticale est tuméfiée, pâle, grise, quelquefois congestionnée avec des points hémorrhagiques ; dans les cellules, le microscope montre la tuméfaction trouble et l'état granuleux, l'altération vacuolaire; les cellules sont fusionnées; les tubes renferment des boules hyalines ou grenues; 2° *forme avec prédominance des phénomènes de diapédèse,* c'est la forme interstitielle, décrite par Klebs, Traube, Kelsch, etc. On l'observe dans la scarlatine, la variole, la fièvre typhoïde, l'érysipèle, surtout dans les cas graves ; 3° *forme avec prédominance des lésions dégénératives,* dans laquelle les cellules sont gonflées, remplies de granulations protéiques ou graisseuses.

1. *Revue de médecine,* 1881, p. 675.
2. *Arch. de physiologie,* 1881, p. 104.
3. *Notes additionnelles à la Traduction de Bartels,* p. 664-665.

intra-cellulaire, qui, dans d'autres cas, sont envahies par la dégénérescence graisseuse. On observe aussi la présence de boules hyalines ou grenues dans la lumière des tubes et la formation des cylindres; on voit des exsudats dans les glomérules, et quelquefois la capsule glomérulaire distendue par le sang. On constate aussi l'issue des globules blancs dans le tissu conjonctif. Une autre altération épithéliale paraît liée d'une façon plus intime à l'action de certains microbes, c'est la *nécrose de coagulation* de Conheim. Cette altération cellulaire, signalée par Weigert, consiste dans une mortification spéciale, caractérisée par l'aspect colloïde du protoplasma et la perte rapide, pour le noyau, de la propriété de se colorer par les réactifs ordinaires (Straus). Les microbes de la variole, de la diphthérie, de la fièvre typhoïde, jouissent de cette faculté de provoquer la nécrose de coagulation, tandis que d'autres parasites, comme le vibrion septique, produisent une sorte de colliquation moléculaire des éléments anatomiques, que d'autres encore, comme le microsporon septicum, le double point de la suppuration de Pasteur, provoquent la suppuration (Straus).

Je laisse de côté pour le moment tout ce qui a trait aux néphrites suppurées, car je n'ai en vue actuellement que les néphrites infectieuses avec altérations épithéliales, telles qu'elles ont été conçues par M. le professeur Bouchard. Les caractères cliniques de celles-ci sont principalement l'albuminurie, la présence des bactéries et des cylindres dans l'urine, et surtout la coexistence de ces trois éléments à la fois ; parfois l'urine renferme aussi du sang. Ces néphrites apparaissent le plus souvent quand la maladie est confirmée, quelquefois cependant dès le début, comme dans la variole, parfois au déclin de la maladie. Elles peuvent passer à l'état chronique ; cette persistance de l'affection rénale a été observée dans la scarlatine, dans la fièvre puerpérale, dans un cas de pseudo-rhumatisme et dans un cas de bronchite purulente (Bouchard).

Telle est la pathogénie générale des néphrites infectieuses, avec leur caractéristique anatomique et clinique ; je n'ai plus qu'à signaler maintenant les particularités propres à quelques-unes d'entre elles.

Pathogénie des principales néphrites infectieuses en particulier. — On a vu plus haut, dans l'exposé des différents modes d'action des parasites infectieux sur le rein, que les microbes pouvaient agir soit directement par eux-mêmes, soit par l'élaboration d'une substance nocive secondaire. Le premier mode d'action, qui paraît le plus probable, d'après l'observation clinique, se trouve démontré dans une néphrite infectieuse expérimentale que, pour ce motif, il est avantageux de prendre comme type de description. Cette néphrite infectieuse est celle de la *maladie pyocyanique* (maladie du pus bleu), étudiée expérimentalement par M. Charrin dans le laboratoire et sous la direction de M. le professeur Bouchard[1].

Lorsqu'on injecte dans les veines d'un lapin une certaine dose, variable d'ailleurs, de culture du *micrococcus pyocyaneus*, on détermine chez ce lapin l'apparition de symptômes et de lésions, dont l'ensemble constitue une maladie à type à peu près constant : la maladie pyocyanique.

Le premier signe que l'on voit se manifester est l'albuminurie. L'albumine apparaît en général dès le lendemain du

1. Les faits qui suivent m'ont été communiqués par M. Charrin.

jour qui suit l'inoculation, quelquefois même plus tôt. Ainsi, dans une expérience, les urines renfermaient de l'albumine à six heures du soir et l'inoculation avait eu lieu à deux heures et demie. A trois heures cinquante, l'albumine était encore absente. Il a donc suffi d'un intervalle de trois heures et demie pour que ce produit anormal apparût à l'émonctoire urinaire. Quand la maladie se termine par la mort, ce qui est la règle, l'albuminurie va sans cesse en croissant; elle peut devenir très intense et l'albumine est toujours rétractile.

Lorsqu'on examine les reins des animaux ayant succombé à l'affection qui nous occupe, surtout si la maladie a duré pendant dix jours au moins, on reconnaît l'existence d'une néphrite dont l'intensité est variable. L'examen macroscopique ne révèle guère qu'une décoloration de l'organe, encore est-ce là un phénomène inconstant. Quelquefois on constate la présence d'infarctus coniques très nets, très bien délimités.

Sur des coupes colorées au picro-carmin, les cellules épithéliales des tubuli sont granuleuses, leurs noyaux ne se colorent pas ou à peine, leurs limites sont difficiles à préciser, il y a comme un fusionnement de ces cellules. Dans la lumière des tubes, on trouve çà et là des granulations jaunâtres, qui sont vraisemblablement des débris du revêtement. Au voisinage des glomérules, il se fait une prolifération que l'on retrouve, bien qu'atténuée, le long des tubes droits. Ce qui, en somme, paraît le plus atteint, c'est le système sécrétoire, mais les lésions ne semblent pas localisées uniquement sur ce point et, en réalité, il existe des altérations diffuses frappant principalement les épithéliums de la totalité du rein. L'intensité de cette néphrite est d'autant plus grande que la survie a été plus longue. Si l'examen porte sur des reins de lapins ayant succombé rapidement en trois ou quatre jours (forme aiguë de la maladie), on a de la peine à constater quelque altération anatomique et même, dans des cas où la maladie a évolué en un temps plus long, les altérations sont peu marquées.

Il faut ajouter que l'on peut déceler dans les reins la présence du micrococcus pyocyaneus. En colorant par le violet de méthyle des coupes durcies par l'alcool, on obtient quelquefois, mais rarement, des préparations démontrant bien nettement l'existence de ce parasite au sein du parenchyme rénal. Cette existence est beaucoup plus facile à mettre en évidence sur des préparations par raclage de l'organe à l'état frais. Du reste, quelle que soit la perfection ou l'imperfection de ces procédés, comme le micrococcus pyocyaneus ne possède pas une forme spéciale, comme il ressemble à bien d'autres micrococci, on pourrait, à la rigueur, si l'on s'en tenait à ces colorations, à ces preuves purement morphologiques ou anatomiques, on pourrait à la rigueur contester la nature particulière de l'organisme arrondi que le violet décèle dans les tissus.

Nous possédons heureusement un moyen de démonstration dont la valeur est absolue. Ce moyen consiste simplement à déposer dans un bouillon stérilisé un petit fragment du rein, et l'on ne tarde pas à voir apparaître dans ce bouillon la pyocyanine, preuve irréfutable de la présence du micrococcus pyocyaneus dans le rein. Je n'ai pas d'ailleurs à insister ici sur les réactions chimiques certaines qui permettent de reconnaître que la substance qui se produit dans la culture, à mesure que l'agent se développe, est bien de la pyocyanine, non plus qu'à prouver que cette pyocyanine est bien fonction d'un microbe ; ce sont là des démonstrations qui ne sont plus à faire. Il suffit de dire que la teinte, les réactions que je rappelais tout à l'heure rendent l'erreur impossible ; et il est aussi sûr que facile, par le simple aspect à l'œil nu de la culture, sans avoir recours au microscope, d'affirmer dans cette culture l'existence du micrococcus pyocyaneus.

On peut même aller plus loin ; si l'on ensemence de nouveau du bouillon, avec du sang pris dans la veine de l'oreille, pendant la vie de l'animal, et aussi avec de l'urine albumineuse, le sang dans la moitié des cas, l'urine dans les deux tiers, détermineront dans ce bouillon l'apparition de la pyocyacine.

Ainsi, on a constaté chez un lapin albuminurique l'existence d'une néphrite diffuse ; chez ce même lapin on a démontré la présence du micrococcus pyocyaneus dans le sang, dans le rein, dans l'urine. Quel est maintenant le mécanisme, quelle est la pathogénie de cette néphrite ?

Deux hypothèses se présentent à l'esprit : ou bien le microbe agit par lui-même, mécaniquement, traumatiquement ; en franchissant le rein pour passer du sang dans l'urine, il lèse les cellules. Ou bien il n'agit qu'indirectement en ce sens que, donnant naissance à une substance chimique définie, la pyocyanine, il est possible que cette substance, en s'éliminant par le rein, irrite les cellules, comme le fait la cantharidine par exemple. Dans la première hypothèse on aurait affaire à une néphrite infectieuse proprement dite ; dans la seconde on aurait affaire à une néphrite toxique. C'est par l'expérience qu'il faut juger l'une et l'autre de ces suppositions.

Si l'on filtre au filtre Chamberland des cultures riches en pyocyanine, le liquide qui passe conserve sa coloration et toutes les réactions de la pyocyanine (on sait que certaines substances solubles s'altèrent en traversant les filtres); il ne contient plus de microbes; un bouillon ensemencé avec quelques gouttes de ce liquide reste stérile. Si l'on injecte ce liquide à un lapin, pour produire de l'albuminurie il faut en introduire dans les veines 40 à 60 centimètres cubes par kilogramme et, même avec ces doses, l'albumine disparaît promptement, la néphrite ne s'établit pas.

En faisant sept injections dans un intervalle de dix-neuf jours, chaque fois de 24 centimètres cubes de culture de pyocyanine, dépouillée de microbes par la chaleur et filtrée, M. Charrin n'a obtenu des traces d'albumine qu'une seule fois le douzième jour; et, le dix-neuvième jour, l'animal était bien portant, son urine ne contenait pas d'albumine. La pyocyanine isolée, injectée sans microbes, est donc incapable de produire une néphrite, et les doses qui ont été injectées sont bien supérieures à celles qui, pendant la vie des animaux, s'éliminent par les reins; on n'en constate alors jamais que des traces.

Reste la première hypothèse, celle du microbe agissant directement. Elle est démontrée d'une part par l'exclusion de la seconde hypothèse, d'autre part par les faits prouvés précédemment (passage du microbe du sang dans l'urine, s'effectuant au travers du rein).

J'ajouterai qu'albuminurie et néphrite ne marchent pas toujours parallèlement. L'albumine augmente bien quand la maladie dure relativement longtemps, c'est-à-dire quand la néphrite est plus accentuée, et là il paraît y avoir corrélation; mais l'albumine apparaît déjà trois ou quatre heures après l'injection, et, à ce moment, la lésion matérielle du rein n'existe pas, du moins d'une façon appréciable. Peut-être alors, des troubles circulatoires même légers, résultant de la présence du microbe dans les vaisseaux du rein, sont-ils suffisants pour expliquer l'apparition de ces traces d'albumine? Le microbe est déjà dans le rein, mais il n'a pas encore franchi les épithéliums : ce qui le prouve c'est que l'urine, prise au moment où apparaissent les premières traces d'albumine, ne donne pas naissance à la pyocyanine.

Voilà une néphrite dans laquelle l'agent pathogène des altérations rénales est bien évidemment le microbe, le microbe lui-même, agissant par une sorte de traumatisme des cellules. Mais cette pathogénie ne s'applique peut-être qu'à un certain nombre de néphrites infectieuses. Vouloir généraliser et expliquer toutes ces néphrites par le même processus, serait singulièrement méconnaître ce que nous savons de la diversité des mœurs et des propriétés des bactéries. Dans les néphrites observées cliniquement, le mécanisme de la lésion nous échappe souvent, et il est impossible de décider auquel des modes d'actions des agents infectieux nous avons affaire. Quoi qu'il en soit, certaines de ces néphrites infectieuses de la pathologie humaine présentent des particularités pathogéniques qu'il s'agit d'étudier.

Je ne reviendrai pas sur l'énumération des néphrites infectieuses, observées par M. le professeur Bouchard et par M. Kannenberg, et pour lesquelles la preuve pathogénique est bien établie. Pour d'autres néphrites de maladies manifestement infectieuses, semblable démonstration n'est pas faite; mais, la grande similitude qui existe entre les lésions et l'évolution des néphrites infectieuses et celles des néphrites secondaires des autres pyrexies, nous autorise à admettre, comme une probabilité très vraisemblable, que toutes les

néphrites des maladies infectieuses sont des néphrites infectieuses.

Fièvre typhoïde[1]. — L'albuminurie dans la dothiénentérie
est un phénomène tellement fréquent, que les cliniciens
avaient admis une *forme rénale* de cette maladie (Gubler,
A. Robin, Hardy, Greenhow, Griesinger, Liebermeister, etc.).
Souvent l'albuminurie est sous la dépendance de l'hyperthermie, des troubles de nutrition provoqués par l'infection
générale de l'économie, et du défaut de combustion des
albuminoïdes provenant de la dénutrition, d'après les théories
de Gubler. Mais, dans un certain nombre de cas, il existe
des lésions rénales, une véritable néphrite, bien étudiée
dans ces dernières années. On sait que c'est chez des malades
atteints de fièvre typhoïde que M. le professeur Ch. Bouchard
a fait ses premières recherches sur les néphrites infectieuses ;
il a trouvé cette néphrite vingt et une fois sur un total de
soixante-cinq typhiques. Les lésions de cette néphrite
dothiénentérique ont été décrites par M. Bouchard, par
M. E. Wagner, par M. J. Renaut, par MM. Didion et A. Siredey, etc. Ce sont des lésions de *néphrite diffuse* ou de néphrite

1. Cf. sur la néphrite de la fièvre typhoïde, principalement les travaux suivants :
E. Wagner, *Ouvrage cité*, p. 158.
Legroux et Hanot, *Arch. de médecine*, 1876.
Ch. Bouchard, *Revue de médecine*, 1881, p. 674.
J. Renaut, *Arch. de physiologie*, 1881.
Robert et Gaucher, *Albuminurie et urémie dans la fièvre typhoïde*, in *Revue
de médecine*, 1881.
Petit (Pierre), *Thèse de Lyon*, 1881.
Capitan et Charrin, *Revue de médecine*, 1881, p. 752.
Didion, *Thèse de Paris*, 1883.
Tapret et Roger, *Ann. des mal. des org. gén. urin.*, 1883.
Longuet, *Néphro-typhoïde*, in *Union méd.* 1885, n°s 151, 152, 153.
Arthaud, *Thèse de Paris*, 1885.
Puitg, *Thèse de Montpellier*, 1879.
Gubler, Art. ALBUMINURIE, in *Dict. de Dechambre*.
A. Robin, *Thèse de Paris*, 1877, etc.

mixte, portant principalement sur les épithéliums. On observe la tuméfaction trouble, la fusion, parfois la déchéance graisseuse des cellules épithéliales (Legroux et Hanot), le catarrhe des tubes collecteurs, la congestion des glomérules, parfois des exsudats et de l'hémorrhagie glomérulaires, de l'œdème interstitiel. Une autre lésion, décrite depuis longtemps au point de vue macroscopique par Rayer, bien étudiée histologiquement par Recklinghausen et par E. Wagner, consiste dans une *inflammation suppurative interstitielle*. Cette détermination rénale purulente de la fièvre typhoïde, constituée par de petits abcès miliaires disséminés dans la substance corticale, a été également observée par MM. Tapret et Roger.

Quelle est donc la pathogénie de cette néphrite, qui, dans certains cas, peut amener des accidents urémiques très graves (Renaut, Petit, Robert et Gaucher), parfois terminés par la mort? Legroux et Hanot admettaient que la déchéance graisseuse de l'épithélium résultait de l'action stéatogène exercée par le processus typhoïde sur le rein comme sur d'autres organes. Petit discute deux hypothèses qui, d'après lui, peuvent expliquer la dégénérescence du rein : 1° l'*action de l'hyperthermie*, qui pourrait produire sur les épithéliums du rein un effet semblable à celui qu'elle produit sur les muscles et sur d'autres épithéliums; 2° la *nature infectieuse* de la lésion rénale, d'après le processus indiqué par M. Bouchard. Les micro-organismes agiraient peut-être alors par spoliation des éléments nutritifs, et en particulier de l'oxygène nécessaire à l'entretien des cellules. Que ce soit par ce procédé ou par vulnération directe des cellules qu'agisse le microbe, le fait est que la néphrite dothiénentérique est un type de néphrite infectieuse. Quant aux petits abcès

de la néphrite suppurée de Rayer, ils sont peut-être causés
par la présence et le dépôt des parasites typhiques, apportés
par le sang. C'est l'explication très probable, proposée par
MM. Tapret et Roger ; mais je n'ai aucune démonstration
précise à fournir pour elle.

Je rapprocherai de la néphrite de la fièvre typhoïde celle
du *typhus exanthématique*. Oppolzer et Finger (cités par
E. Wagner) ont observé l'albuminurie, accompagnée quelquefois d'hématurie, dans toutes les formes graves du typhus,
et M. Kannenberg a constaté plusieurs fois l'existence de
microbes dans les urines. Il est donc probable que la pathogénie de cette néphrite doit être celle des néphrites
infectieuses.

Diphthéric. — Il est bien prouvé aujourd'hui que l'albuminurie de la diphthérie, qu'on attribuait jadis à la dyscrasie,
est sous la dépendance d'une lésion rénale [1]. Les lésions de
la néphrite diphthéritique, décrites par M. E. Wagner, par
M. le professeur Damaschino, par M. le professeur Cornil,
par M. Fürbringer, par M. Weigert, par M. Brault, etc.,
consistent principalement dans un état granuleux des cellules épithéliales, non seulement des tubes contournés,
mais même des tubes de Henle (Damaschino). La cavité des
glomérules renferme des globules blancs et rouges, un exsudat réticulé, des boules grises et grenues et des boules

---

1. Cf. pour la néphrite diphthéritique les travaux suivants :
Lorain et Lépine, Art. DIPHTHÉRIE, in *Dict. de Jaccoud*, t. XI.
Damaschino, *Traité des maladies des voies digestives* (*Angine diphthéritique*)
E. Wagner, *Maladies des reins*, in *Ziemssen's Handbuch*.
Brault, *Albuminurie diphthéritique*, in *Journal de Robin*, 1881.
Gaucher, *Bull. de la Soc. de biologie*, 22 janvier 1881.
Furbringer, *Néphrite diphthéritique*, in *Virchow's Archiv*, 1883, vol. XCI,
Heft 3, p. 385-409.
Cornil et Ranvier, t. II, p. 576.
Cadet de Gassicourt, *Traité des maladies de l'enfance*, t. III.

claires; l'épithélium glomérulaire est tuméfié. Les cellules sont tuméfiées, confondues, granuleuses; leur altération la plus constante est l'infiltration protéique ou granulo-graisseuse. On trouve dans la cavité des tubes le même contenu (réticulum, globules et boules) que dans les glomérules. Le tissu conjonctif ne présente pas d'autres lésions qu'un peu de tuméfaction trouble de l'endartère et la présence de quelques globules blancs. La maladie évolue sans doute trop vite pour que l'inflammation interstitielle soit plus prononcée (Fürbringer).

Ces lésions sont bien celles des néphrites infectieuses et cependant leur pathogénie est encore discutée. On a vu plus haut que Hueter et Tommasi, Oertel attribuaient la néphrite de la diphthérie à l'invasion des parasites dans le rein. Eberth et Letzerich ont trouvé des colonies de micrococques dans les tubes urinifères. Litten a vu les microbes dans les cellules; je crois les avoir vus également moi-même[1]. Mais, d'autre part, Bartels, Heller, Weigert, Wagner, Fürbringer disent n'avoir pas trouvé de microbes dans les reins des diphthéritiques. Pour Fürbringer, les microbes, dans ce cas, n'agissent pas directement sur le rein, mais probablement en sécrétant un poison qui se dissout dans la lymphe et dans le sang. La néphrite diphthéritique, d'après cet auteur, est une néphrite toxique, analogue à celles qu'on observe dans les empoisonnements par le phosphore, par l'arsenic et par le chrome.

Il m'est impossible de partager cette manière de voir. La constatation certaine des microbes dans le sang et dans

---

1. E. Gaucher, *Note sur la néphrite infectieuse diphthéritique et sur la pathogénie de l'albuminurie dans la diphthérie*, in *Bull. de la Soc. de biologie*, 22 janvier 1881.

l'urine, leur constatation, que je crois également certaine, dans le rein, au moins dans quelques cas, autorisent à penser que la néphrite diphthéritique est une vraie néphrite infectieuse.

Variole[1]. — La fréquence de l'albuminurie dans la variole est variable suivant les épidémies. Couillaut a trouvé cinq fois l'albuminurie sur vingt-sept cas de varioloïde, vingt fois sur cinquante-six cas de variole discrète, neuf fois sur dix-sept cas de variole confluente, huit fois sur quatorze cas de variole hémorrhagique.

Cette albuminurie peut tenir à des troubles de l'innervation cutanée, à la résorption des produits septiques ou à des troubles de l'hématose. Mais on observe aussi de vraies néphrites, dont les lésions sont celles d'une néphrite aiguë avec mortification des cellules ou nécrose de coagulation. Dans ces cas-là, Weigert a vu dans le parenchyme rénal des microbes analogues à ceux des pustules. M. le professeur Renaut[2] a trouvé aussi des lésions interstitielles, caractérisées par un œdème aigu généralisé du rein. En somme, l'ensemble de ces altérations montre bien qu'il s'agit encore ici d'une néphrite aiguë diffuse, d'origine infectieuse.

Scarlatine. — La *fréquence de la néphrite scarlatineuse* est très variable suivant les épidémies, ce qui prouve qu'elle est imputable à l'infection et non à l'action du froid. Elle

---

1. Bourru, *Thèse de Paris*, 1874.
Couillaut, *Thèse de Paris*, 1880.
Barthélemy, *Thèse de Paris*, 1880.
Lépine, *Additions à Bartels*, p. 652.
Weigert, *Anatomische Beiträge zur Lehre von den Pocken*, 1874 et 1875.
Cornil et Ranvier, t. II, p. 574.
Cornil et Babès, *Les bactéries*, p. 535.
2. Note inédite de M. J. Renaut, incluse dans un mémoire inédit de M. Albert Robin *Sur l'Urologie de la néphrite variolique*.

tue très rarement chez l'adulte ; dans la statistique des autopsies de Bamberger, elle n'existe que dans la proportion de 18 cas sur 2430 néphrites. Chez les enfants elle est plus fréquente et plus grave ; sur 1352 autopsies, Wiederhofer, à l'hôpital Sainte-Anne (hôpital des enfants de Vienne) a trouvé 46 cas de mal de Bright, dont 31 étaient consécutifs à la néphrite scarlatineuse (Labadie-Lagrave, *art. cité*).

La néphrite scarlatineuse peut-elle passer à l'état chronique ? C'était une opinion communément admise autrefois ; mais M. le professeur Bartels et M. le professeur Charcot s'élèvent vivement contre cette manière de voir, qui ne repose sur aucune observation décisive [1]. La transformation de la néphrite scarlatineuse aiguë en gros rein blanc paraît être exceptionnelle.

Les lésions de la néphrite scarlatineuse sont complexes et ont été interprétées différemment suivant les auteurs. Comme la nature de ces lésions peut éclairer la pathogénie de la néphrite, il me faut les rappeler en quelques mots [2].

On a d'abord décrit dans le rein scarlatineux l'inflammation du glomérule et des lésions interstitielles (glomérulo-néphrite). D'après les observations de Klebs, de

1. Bartels, *Trad. française*, p. 258.
2. Lépine, *Additions à Bartels*, p. 648 et *Revue sur la néphrite scarlatineuse*, in *Revue de médecine*, 1882.
Kelsch, *Revue critique*, in *Arch. de physiologie*, 1874.
Cornil et Ranvier, t. II, p. 578.
Wagner, *Beitrag. zur pathologischen Anatomie des Scharlachs*, in *Arch. der Heilkunde*, 1867, t. VIII, p. 262, et *Maladies des reins*, in *Ziemssen*.
Friedländer, *Fortschritte med.*, 1883, n° 3.
Aufrecht, *Berl. klin. Wochenschrift*, 1886, p. 3.
Charcot, *Leçons sur les maladies des reins*.
Labadie-Lagrave, *Art. cité*, p. 741.
R.-B. Todd, *Clinical lectures on certain diseases of the urinary organ*, 1857.

E. Wagner, de Coats, de Kelsch, de Charcot, le tissu conjonctif périglomérulaire et intertubulaire est infiltré d'éléments embryonnaires; les glomérules de Malpighi sont couverts et remplis de cellules rondes, et pour ainsi dire transformés en une sorte de tissu embryonnaire. Mais ces lésions glomérulaires et interstitielles ne constituent qu'une partie des altérations rénales. Des lésions parenchymateuses ou épithéliales existent aussi plus ou moins marquées, ainsi que l'ont montré Litten, Cornil, E. Wagner, Gombault et Balzer (cités pas Cadet de Gassicourt). On constate dans les cellules. la tuméfaction trouble, la dégénérescence granulo-graisseuse et même la nécrose de coagulation[1] ; la cavité des tubes contient un exsudat et des cylindres. Tantôt c'est la glomérulo-néphrite qui prédomine, tantôt ce sont les altérations épithéliales; mais la néphrite scarlatineuse est toujours diffuse, et l'inflammation porte, avec une intensité variable, sur tous les éléments du rein.

J'insiste sur les lésions de l'épithélium, car elles ont une grande importance dans l'espèce. Je les ai observées moi-même, ainsi que je le dirai tout à l'heure, avec tous les caractères qu'on retrouve dans les néphrites infectieuses.

Plusieurs théories pathogéniques ont été proposées pour expliquer la néphrite scarlatineuse. On a invoqué l'influence du refroidissement; cette influence est niée par Bartels, par Gerhardt, par Trousseau, par Barthez et Rilliet, par G. Sée. Ce qui prouve bien que la cause de la néphrite est dans la maladie elle-même, et non dans l'impression du froid, c'est que cette complication est très variable de fréquence suivant les épidémies (Bartels), et qu'elle survient

---

1. Leichtenstern, cité par Lépine, *loc. cit.*

chez les malades qui sont entourés des soins les plus empressés (Trousseau).

On a cru alors que la néphrite, faisant partie intégrante ·de la maladie, était due à une sorte d'énanthème, à la répercussion de l'exanthème sur les épithéliums du rein. L'apparition tardive de la néphrite enlève toute valeur à cette opinion (Labadie-Lagrave).

D'autres ont mis en cause la fluxion collatérale sur les reins, déterminée par les altérations de la peau recouverte d'épiderme desquamé. Mais Fürbringer a fait observer avec raison que, dans les dermatoses, quand on constate l'existence d'une néphrite, ce n'est pas pendant la desquamation, mais au moment de l'éruption et quand celle-ci est à son summum. On a voulu aussi comparer la néphrite de la scarlatine à celle qui survient quelquefois dans les brûlures étendues des téguments; mais, suivant la remarque de Bartels, dans les brûlures, la néphrite est un phénomène du début, tandis que, au contraire, la néphrite scarlatineuse apparaît le plus souvent au déclin de la maladie[1].

Litten s'approche plus de la vérité, quand il dit que les lésions épithéliales pourraient s'expliquer par des lésions vasculaires, amenant une nécrose de coagulation, ou par *l'élimination d'une substance nocive par les reins.*

C'est en effet dans l'infection elle-même qu'il faut chercher la pathogénie de la néphrite scarlatineuse, Mais, là encore, plusieurs interprétations ont été mises en avant. Todd[2] pensait déjà que la néphrite pouvait être due à un arrêt d'élimination du poison de la scarlatine à travers la peau et au passage de ce poison par les reins. Suivant Leichten

1. Labadie-Lagrave, *Art. cité*, p. 756-757.
2. Todd, *Loc. sup. cit.*, p. 162.

stern, c'est aussi le poison morbide, situé dans la peau pendant l'éruption, qui est résorbé par les lymphatiques et qui, se portant sur les reins, provoque la néphrite. Fürbringer admet la même explication, mais pense, de plus, que ce poison doit subir une modification analogue à celle que subit le virus syphylitique en passant d'une période à l'autre de la maladie.

Pour Fürbringer, d'ailleurs, ce poison est un ferment soluble. Est-il possible d'admettre cette opinion? J'ai eu l'occasion, en 1881, d'observer à l'hôpital Cochin un cas de scarlatine maligne, à forme comateuse, rapidement terminée par la mort. Pendant la vie j'avais pu constater la présence de micrococcus dans le sang et dans l'urine, qui renfermait de plus une grande quantité d'albumine rétractile. J'avais vu aussi dans le sang des leucocytes très volumineux, de $0^{mm},012$ à $0^{mm},014$, remplis de granulations brillantes ressemblant aux micrococcus libres du sang et de l'urine. Or, après l'autopsie, l'examen microscopique du rein, traité par l'acide osmique, me permit de reconnaître, outre les lésions glomérulaires et interstitielles classiques, des altérations épithéliales de la plus grande importance. Les cellules de revêtement des tubes contournés étaient tuméfiées, troubles, à bords mal délimités, remplies de granulations protéiques et graisseuses, colorées en noir par l'acide osmique. Ces cellules, desquamées par places, obstruaient la lumière des tubes. D'autres tubes renfermaient des boules ou des cylindres de matière grenue ou de substance colloïde. Un certain nombre de capsules glomérulaires étaient remplies par un exsudat hyalin, probablement de même nature que les cylindres colloïdes des tubes urinifères.

On voit que ces lésions sont celles des néphrites infectieuses, et la constatation des microbes dans le sang et dans l'urine vient démontrer que c'est bien aux *agents figurés eux-mêmes* qu'il faut attribuer la néphrite scarlatineuse.

L'hypothèse de Fürbringer relative à un ferment soluble n'est pas admissible ; la néphrite scarlatineuse est bien une néphrite infectieuse, dans la production de laquelle le rôle pathogénique appartient aux micro-organismes.

Rougeole. — En dehors de l'albuminurie transitoire (Parkes, Brown, Gubler), on a signalé exceptionnellement dans la rougeole une albuminurie tardive persistante, survenant particulièrement dans la convalescence (Rilliet et Barthez, Kassowitz (de Vienne [1]), L. Monod, Wagner) et liée vraisemblablement à une néphrite, car quelques sujets ont succombé à la suite d'accidents convulsifs et dans le coma urémique. Dans un cas de Wagner, l'examen histologique montra la tuméfaction trouble et la dégénérescence graisseuse des épithéliums du rein. Cette observation vient à l'appui de l'opinion de M. le professeur Bouchard qui, d'après la constatation des microbes dans le sang et dans l'urine, admet la nature infectieuse de la néphrite de la rougeole.

Henoch a signalé récemment une néphrite analogue dans la *varicelle*.

L'existence d'une néphrite infectieuse semblable, avec les mêmes caractères cliniques et anatomiques et la même pathogénie, a été constatée dans l'*érysipèle* (Bouchard, Hiller, cité par Lépine), dans l'*ostéomyélite* [2] (Bouchard, Babès), dans la *septicémie* de Charrin [3], dans la *fièvre puerpérale*.

1. Cité par Sanné.
2. Mouret, *Thèse de Paris*, 1883.
3. *Thèse de Paris*, 1885, p. 17.

Érysipèle. — Dans un cas d'*érysipèle de la face*, suivi de mort, j'ai pu constater moi-même en 1884, à la suite des recherches de M. le professeur Bouchard, la présence des microbes dans le sang et dans l'urine et les lésions épithéliales d'une néphrite aiguë [1]. M. Denucé [2], qui a étudié avec beaucoup de soin la pathogénie des lésions rénales de l'érysipèle, a vu plusieurs fois dans l'urine albumineuse, contenant des cylindres, les bactéries érysipélateuses, qu'il a colorées avec le violet de méthyle. Sur les coupes de reins de sujets morts d'érysipèle, il a observé, en même temps que les lésions de la néphrite diffuse, l'existence des bactéries, surtout dans les vaisseaux, rarement dans les glomérules, parfois dans l'intérieur des tubes et dans leur intervalle. Les lésions rénales semblent donc bien dues à l'élimination des bactéries apportées au rein par le courant sanguin.

Fièvre puerpérale. — La *néphrite puerpérale*, distincte de la néphrite gravidique, a été bien étudiée par Billroth, par M. Hervieux, par M. Mayor [3] et par M. Siredey; elle est toujours consécutive aux accidents puerpéraux qui surviennent après la délivrance. En dehors de la dégénérescence amyloïde du rein, qui complique quelquefois les suppurations prolongées des phlegmons péri-utérins, et des néphrites suppurées, caractérisées par les infarctus de la pyémie ou les lésions de la pyélonéphrite ascendante (rein chirurgical), on peut observer, dans l'état puerpéral, une véritable néphrite parenchymateuse, qui présente les altérations de la *néphrite*

---

1. Hillairet et Gaucher, *Traité des maladies de la peau*, t. Ier, p. 316 et 323.

2. Denucé, *Thèse de Bordeaux*, 1885. — Blechmaunn, *Thèse de Paris*, 1883.

3. Mayor, *Thèse de Paris*, 1880.

diffuse aiguë commune, sur lesquelles il est inutile de revenir. La genèse de cette néphrite a été attribuée par Liebermeister à l'hyperthermie, et par M. Jaccoud à l'altération du sang, sans autre spécification. Mais Billroth et M. Hervieux regardent l'altération rénale comme dépendante du miasme puerpéral, et M. Siredey en fait une véritable néphrite infectieuse, comme M. le professeur Bouchard. J'ai fait, il y a quelques jours, à la clinique de M. le professeur Hardy, l'autopsie d'une femme morte d'infection puerpérale, consécutive à un avortement; les reins présentaient les lésions macroscopiques et microscopiques habituelles des néphrites infectieuses.

Pyhémie. — D'après Billroth, la moitié des cas de pyhémie se compliquent d'albuminerie [1]. Tantôt c'est une néphrite épithéliale, tantôt des abcès métastatiques, tantôt une dégénérescence amyloïde des reins. La néphrite épithéliale, ou mieux diffuse, reconnaît vraisemblablement la même pathogénie que les autres néphrites infectieuses. C'est toujours le conflit de l'agent infectieux avec l'épithélium qui détermine l'altération rénale.

Néphrite paludéenne. — L'affection décrite par MM. Kelsch et Kiener [2], comme première détermination rénale de la malaria, sous le nom de *congestion hématurique* ou *hémoglobinurique*, est plus qu'une congestion simple; c'est une néphrite aiguë à sa période initiale. Des altérations d'ordre inflammatoire atteignent les cellules épithéliales des tubuli; celles-ci sont gonflées et font saillie dans la lumière du tube; elles sont chargées de granulations pigmentaires. Quelques-unes de ces cellules ont leur noyau en voie de

---

1. Labadie-Lagrave, *Art. cité*, p. 711.
2. Voy. *Arch. de physiologie*, 1882, n° 2, p. 278, n° 3, p. 458.

segmentation. Outre la dilatation congestive des vaisseaux glomérulaires, on trouve un exsudat muqueux dans la cavité des glomérules. Les tubuli renferment des cylindres granuleux, hyalins ou pigmentaires. Ces cylindres se retrouvent dans l'urine des malades pendant la vie. Cette urine contient de plus des globules rouges et blancs (hématurie) ou de l'hémoglobine dissoute (hémoglobinurie) et des moules formés d'une matière granuleuse brunâtre.

Ces lésions du début de l'impaludisme peuvent éclairer la pathogénie de la néphrite palustre. Elles montrent que, dans cette néphrite, bien probablement infectieuse, les parasites agissent sans doute surtout par irritation et peut-être rupture des petits vaisseaux du rein : d'où la congestion de l'organe et l'hématurie.

De l'examen des différentes formes de néphrite palustre et des différents degrés du processus morbide, MM. Kelsch et Kiener concluent que le poison paludéen est avant tout congestif, phlogogène, non stéagogène. Ce qui caractérise cette néphrite, c'est surtout la tendance aux hémorrhagies, à toutes les périodes de la maladie. Depuis les premières atteintes du miasme palustre jusqu'à la cachexie, le rein subit le retour incessant d'états congestifs renouvelés par la même cause, et reste exposé à une série de phlegmasies d'abord franches, ensuite de plus en plus bâtardes, à mesure que l'infection est plus ancienne. Mais l'intensité des phénomènes inflammatoires et la rareté des stéatoses, dans cette forme de néphrite, établissent une distinction tranchée entre le mode d'action des parasites du paludisme et celui des agents infectieux de la fièvre typhoïde et de la scarlatine, par exemple, dans lesquelles au contraire les stéatoses sont assez communes.

Toutefois ce ne sont là que des présomptions, basées sur les recherches anatomo-pathologiques, car la nature infectieuse de la néphrite palustre n'est pas démontrée; c'est pourquoi je ne puis insister davantage sur une pathogénie encore douteuse. Je dois ajouter cependant que M. Kannenberg a trouvé des schizomycètes dans les urines de malades atteints de fièvre intermittente.

Fièvre récurrente. — D'après Ponfick et d'après Lachmann, la néphrite ne fait pour ainsi dire jamais défaut dans cette affection endémique (Labadie-Lagrave, *loc. cit.*, p. 711). Lachmann a trouvé, comme lésion constante, une tuméfaction trouble de l'épithélium rénal; les urines renferment de l'albumine, des globules blancs, des cylindres et quelquefois du sang (Wagner).

M. Kannenberg, dans l'épidémie de fièvre récurrente qui débuta à Berlin au mois de février 1879, a toujours constaté dans l'urine des malades, pendant les accès, de nombreux microbes sous forme de mono, de diplo et streptococcus et de bactéries. L'urine renfermait, avec ces micro-parasites, de nombreux cylindres hyalins, des cellules libres, quelques globules rouges et des leucocytes. Cependant, jamais on ne rencontre dans l'urine les spirilles d'Obermeier qui circulent dans le sang pendant les accès, sauf dans les cas où la néphrite est hémorrhagique [1]. Kannenberg pense que les microbes de l'urine sont peut-être les spores des spirilles, car, dans les accès de fièvre récurrente, le sang contient, outre les spirilles, des microcoques inattaquables par l'éther et par la potasse et qui paraissent de nature végétale. Ce sont ces microbes qui déterminent l'irri-

---

1. Kannenberg rapproche son observation de celle de Litten, qui a trouvé les spirilles dans le sang menstruel.

tation rénale et la néphrite, en traversant les parois des canalicules urinaires.

Choléra. — Les lésions du rein cholérique ont donné lieu successivement à plusieurs interprétations différentes [1]. Virchow pensait que l'inflammation du rein était consécutive à un catarrhe du bassinet, propagé d'abord aux papilles puis aux pyramides et aux tubes contournés. La nature inflammatoire de la lésion rénale est admise par Frerichs, Reinhardt et Leubuscher, Buhl, Bartels, bien que ce dernier auteur fasse jouer un rôle important à l'ischémie. Bartels s'appuie sur l'opinion de Griesinger, qui attribuait la suppression de la sécrétion urinaire dans la période algide du choléra à l'abaissement de la pression artérielle. Pour Ludwig Meyer, au contraire, l'affection rénale cholérique est simplement due à la stase veineuse. M. Kelsch, se fondant sur l'intégrité absolue du tissu conjonctif interstitiel, repousse l'idée d'une inflammation, et admet que les altérations épithéliales du rein sont de nature régressive et consécutives à l'ischémie artérielle.

L'ischémie développée par le stade algide du choléra est en effet comparable, jusqu'à un certain point, à celle qui résulte de l'oblitération temporaire de l'artère rénale, d'après l'expérience de Litten [2], et les lésions sont analogues dans les deux cas. Mais, ainsi que l'a montré M. Straus, le ralentissement de la circulation artérielle du rein n'est qu'une cause adjuvante dans la production des lésions. « Le rôle essentiel

---

1. Bartels. Trad. française, p. 215 et suivantes.
Kelsch. *Arch. de physiologie*, 1874, p. 747.
Straus, Roux, Nocard et Thuillier. *Arch. de physiologie*, 1884, p. 394 et 404.
Doyen, *Thèse de Paris*, 1885, p. 18.
2. Voy. plus loin le chapitre consacré aux *lésions consécutives à l'ischémie artérielle du rein*.

doit être revendiqué pour l'*altération du liquide sanguin lui-même*, de quelque nature qu'on se la représente ; et ce qui le prouve, c'est l'analogie manifeste des lésions rénales du choléra et de celles des autres maladies infectieuses (fièvre typhoïde, diphthérie, etc.) dans lesquelles l'ischémie artérielle et l'algidité font défaut » (Straus).

Les altérations épithéliales du rein dans le choléra consistent surtout dans la fusion des cellules, dans la tuméfaction du protoplasma et dans une sorte d'infiltration protéique (tuméfaction trouble de Virchow) ; les noyaux de cellules se colorent encore, mais avec une énergie moins grande que sur des reins normaux. En somme, dit M. Straus, ces lésions régressives et nécrobiotiques se rapprochent à plusieurs égards de la nécrose dite de coagulation, sans en réaliser le type exact et complet ; elles sont les mêmes que celles que l'on constate dans d'autres maladies infectieuses, mais elles se produisent ici avec une intensité et surtout une rapidité plus grandes. La nature de ces lésions autorise donc à rapprocher, au point de vue de sa pathogénie, la néphrite du choléra des autres néphrites infectieuses.

Dans la *fièvre jaune*, les lésions du rein ont probablement aussi une semblable origine. Dans un cas de fièvre jaune, M. Babès[1] a trouvé des chaînettes de diplococcus dans les vaisseaux du rein, et l'organe présentait en même temps les lésions d'une néphrite aiguë diffuse.

L'existence d'une néphrite infectieuse, avec la même pathogénie que dans les maladies précédentes, a été constatée dans l'*endocardite ulcéreuse* (Netter), dans la *fièvre herpétique* (Bouchard), dans la *typhlite ulcéreuse* (Bouchard),

1. Cornil et Babès, *Les Bactéries*, p. 445. Babès, *Arch. de physiologie*, 15 nov. 1883.

dans l'*amygdalite infectieuse* (Bouchard[1]), dans deux cas d'*abcès amygdaliens* (Kannenberg), dans les *oreillons* (Bouchard et Karth[2]), dans la *méningite cérébro-spinale* (Gaucher).

La néphrite des *oreillons* a été signalée par Renard[3], par Léon Colin[4], par Lemarchand, etc.; mais sa pathogénie n'est connue que depuis les recherches de M. Bouchard. En 1881, j'ai eu l'occasion d'observer un cas d'albuminurie ourlienne chez un infirmier de l'hôpital Cochin. J'ai pu constater dans le sang et dans l'urine la présence de micrococcus isolés ou réunis deux par deux. Les oreillons guéris, l'albuminurie persista; deux ans après, ce malade était encore albuminurique; il est vrai que c'était un alcoolique invétéré, mais, avant les oreillons, il n'avait jamais présenté aucun signe de néphrite et sa santé était parfaite.

La néphrite infectieuse de la *méningite cérébro-spinale* a été décrite par moi en 1881. L'examen du sang et de l'urine, les lésions histologiques du rein, qui étaient les mêmes que dans tous les cas précédents, ont établi d'une façon certaine la nature infectieuse de cette néphrite[5]. En 1883, MM. Rigal et Babès[6] ont trouvé également les altérations de la néphrite diffuse aiguë dans un cas de méningite cérébro-spinale; une partie des vaisseaux du rein renfermait des masses zoogléiques, colorées par les couleurs d'aniline; il y avait de plus quelques bactéries dans

1. Benoit-Gonin, *Albuminurie des angines*, Thèse de Lyon, 1883.
2. Karth, *Thèse de Paris*, 1883, p. 6 et 51.
3. *Union médicale*, 1869, t. VII, p. 437.
4. *Soc. méd. des hôpitaux*, 25 février 1876.
5. E. Gaucher, *Note sur le parasitisme de la méningite cérébro-spinale et sur la néphrite infectieuse qui l'accompagne*, in *Bull. Soc. de biologie*, 5 février 1881.
6. Cornil et Brault, p. 297.

le tissu interstitiel et dans les cellules épithéliales des tubes placés autour des vaisseaux sanguins altérés. Wagner a décrit aussi, dans un cas semblable, des lésions dégénératives des épithéliums du rein.

Rage. — La nature infectieuse de la rage n'est plus à démontrer. M. le professeur Bouchard a observé un cas de néphrite infectieuse dans cette maladie, avec les caractères ordinaires des néphrites de cette origine et la présence de microbes dans l'urine. M. Bouchard pense même que l'élimination des microbes par l'urine peut être une cause de dissémination de la rage, et que par là peuvent s'expliquer les cas de rage dite spontanée, chez le chien[1].

Je signale encore le *tétanos,* dans lequel l'albuminurie est rare, mais qui néanmoins parait pouvoir exceptionnellement s'accompagner de néphrite. Wagner signale deux cas de cette complication; l'un de ces cas appartient à Griesinger, qui rappelle à ce propos l'opinion de Roser et Richardson, relative à la nature infectieuse du tétanos[2]. Peut-être cette néphrite est-elle aussi infectieuse?

Pneumonie. — Dans certains cas, l'albuminurie qui complique si fréquemment la pneumonie cesse au moment de la convalescence, et, sans doute, elle est due seulement à des troubles fonctionnels du rein[3]. Elle peut tenir à l'hyperthermie, à la dyspnée et à l'asphyxie, à la diminution des chlorures dans l'urine (Heller[4]), etc. — Mais on peut observer aussi des lésions rénales, dépendantes de la maladie elle-même, et l'on sait que les recherches de Klebs, de Koch, de Friedländer portent à considérer aujourd'hui la

1. *Cours de la Faculté de médecine de Paris,* 1881.
2. E. Wagner, *Loc cit.,* p. 165.
3. Communication orale de M. le professeur Lépine.
4. Capitan, *Thèse de Paris,* 1883, p. 22.

pneumonie comme une maladie infectieuse. Dans la pneumonie franche, Wunderlich, Bartels[1], Mommsen[2] et Wagner ont observé des néphrites aiguës; Mommsen considère ces néphrites comme provoquées par le même agent morbigène que la pneumonie elle-même. Mais, si la démonstration n'est pas certaine dans ces cas, elle est au contraire absolue et irréfutable dans les pneumonies infectieuses, qui ne diffèrent peut-être des pneumonies franches que « par la plus grande quantité des micro-organismes et par la réceptivité spéciale du sujet qui en est envahi » (Cornil et Babès). C'est alors qu'on a observé quelquefois les microbes de la pneumonie dans le rein et qu'on constate toujours les lésions des néphrites infectieuses[3]. Je viens d'observer ces jours derniers, à l'hôpital de la Charité, dans la clinique de M. le professeur Hardy, un exemple de ces pneumonies infectieuses, et le rein présentait, dans ce cas, à l'œil nu et au microscope, des altérations semblables à celles de la néphrite dothiénentérique, dont la nature infectieuse n'est mise en doute par personne. Dans un cas du même genre M. Capitan (Thèse citée, p. 113) a vu des microbes et des cylindres granuleux dans l'urine.

Néphrite rhumatismale. — On sait que Klebs range aussi le rhumatisme articulaire aigu parmi les affections parasitaires. La néphrite aiguë dans le rhumatisme a été observée par Johnson, par Dickinson, par Bartels (*loc. cit.*, p. 250), par Leyden, par Monod[4], par Wagner (*loc. cit.*, p. 165), etc. D'après Leyden, cette néphrite pourrait passer à l'état chro-

1. Bartels, *Loc. cit.*, p. 250.
2. Mommsen, *Deutsch. medic. Wochensch*, 1879, n°s 36 et 37 cité par Kannenberg.
3. Cornil et Babès, *Loc. cit.*, p. 359.
4. Labadie-Lagrave, *Art. cité*, p. 712.

nique, et Bartels l'a vue se terminer par une atrophie des reins.

Il est impossible de dire si l'albuminurie du rhumatisme est toujours due à une néphrite, mais la néphrite rhumatismale existe [1]. Dans un cas de Wagner, on constata la tuméfaction trouble des épithéliums des canalicules et des altérations glomérulaires. M. le professeur Lépine [2] a observé un cas de néphrite survenue dans le cours d'un rhumatisme articulaire aigu grave, compliqué de pleurésie. Au bout de quelques mois le malade mourut avec les lésions du gros rein blanc. Il n'y avait jamais eu d'albuminurie ni aucun signe de néphrite avant le rhumatisme [3].

Bartels, ayant constaté l'existence de cette néphrite aiguë rhumatismale chez des malades atteints d'endocardite, pense que des produits inflammatoires ont pu être détachés de l'endocarde et entraînés dans les vaisseaux du rein, sans déterminer d'infarctus, et qu'ils ont été la cause de la néphrite. Ce n'est là qu'une hypothèse, et il est bien plus vraisemblable d'admettre que l'irritation rénale a pu être produite par des micro-organismes. Je crois, en effet, que la nature infectieuse de la néphrite rhumatismale est probable, mais je reconnais qu'elle n'est pas démontrée. On pourrait invoquer aussi l'élimination par le rein d'un principe anormal contenu dans le sang et dérivant des altérations humorales du rhumatisme [4].

Cette néphrite aiguë ne doit, d'ailleurs, pas être confondue avec la néphrite rhumatismale de Rayer, qui se rapporte à des infarctus d'origine embolique.

1. Chéron, *Thèse de Paris*, 1885.
2. Communication orale.
3. Voy. aussi une observation récente de MM. Barié et Cayla, in *France médicale* 1886, n° 12, p. 133.
4. Bouchard, *Maladies par ralentissement de la nutrition*, p. 336.

Mais, si la pathogénie de la néphrite rhumatismale vraie est douteuse, la nature des néphrites observées dans les *pseudo-rhumatismes infectieux* est au contraire bien connue[1]. M. le professeur Bouchard a décrit la néphrite infectieuse du pseudo-rhumatisme. Dans cette maladie, l'albuminurie est la règle ; on trouve des microbes dans l'urine et dans le sang, les lésions des reins sont celles de toutes les néphrites infectieuses. C'est dans des cas de ce genre que M. Babès a trouvé des microbes dans le rein.

Il faut signaler encore la néphrite infectieuse de l'*érythème polymorphe*[2], toutes réserves faites sur la nature de l'affection décrite sous ce nom, et celle qui accompagne certaines *lésions suppurées de la peau*[3], telles que la *lymphangite* et l'*ecthyma* (Augagneur), l'*impétigo du cuir chevelu* (Horand), les *furoncles*, les *ulcères*, etc. M. Augagneur me paraît avoir établi que, dans ces dermatoses suppurées, les néphrites sont dues à l'absorption de micro-organismes par les plaies et à leur élimination par le rein. C'est en somme la pathogénie des néphrites infectieuses de M. Ch. Bouchard.

Syphilis. — La syphilis rénale est bien connue depuis les travaux de Rayer, de M. E. Wagner, de M. J. Hutchinson, de M. le professeur A. Fournier, de M. Lancereaux, de M. Coupland, de M. Barthélemy, de M. Négel, etc[4]. En

---

1. Bourcy, *Thèse de Paris*, 1883.

2. De Molènes, *Thèse de Paris*, 1884, p. 90.

3. Augagneur, *Néphrites aiguës infectieuses dans la lymphangite et l'ecthyma.* Communication à la Soc. médico-chirurgical des hôpitaux de Lyon, 1885.

4. Voy. principalement les travaux suivants :

E. Wagner, *Loc. cit.*, p. 166.

Barthélemy, *Ann. de dermatologie*, 1882, p. 271.

Descouts, *Thèse de Paris*, 1878.

Cohadon, *Thèse de Paris*, 1882.

Négel, *Thèse de Paris*, 1882.

dehors des gommes de la période tertiaire, qui sont assez rares dans le rein, la syphilis peut produire des néphrites vraies, *aussi bien lorsqu'elle est héréditaire que lorsqu'elle est acquise*. Ces néphrites sont tantôt précoces, tantôt tardives. Les néphrites syphilitiques tardives se présentent avec les caractères du mal de Bright (parenchymateux ou interstitiel) ou ceux de la dégénérescence amyloïde; mais l'influence parfois salutaire du traitement spécifique, quand les lésions ne sont pas trop avancées, montre bien que ces lésions sont sous la dépendance de l'infection syphilitique. Les néphrites précoces, qui surviennent dans les premiers mois de la maladie, présentent une évolution clinique analogue à celle des néphrites diffuses aiguës des pyrexies, de la scarlatine par exemple (Négel). Dans un cas, M. Négel dit avoir trouvé dans l'urine, outre l'albumine et les cylindres, des microbes mobiles, sous forme de micrococcus ou de petits bâtonnets rigides[1]. La démonstration, je le reconnais, n'est pas encore complètement faite, mais il est extrême-mement probable que la pathogénie des néphrites syphili-tiques est la même que celle de toutes les néphrites infec-tieuses[2]. Il est même vraisemblable que certaines de ces néphrites infectieuses de la période secondaire, considérées comme guéries et restées latentes, peuvent se réveiller plus tard et évoluer ultérieurement comme de véritables mala-dies de Bright. Je reviendrai sur ce point intéressant à propos de la pathogénie du mal de Bright.

Tuberculose. — La tuberculose peut agir sur le rein de plusieurs façons différentes. En dehors des cas de tubercu-

1. Négel, *Loc. cit.*, p. 60.
2. On pourrait, il est vrai, admettre aussi que la néphrite est sous la dépen-dance des modifications du sang provoquées par l'agent morbide de la syphilis; mais ces modifications sont encore inconnues.

lose rénale primitive ou secondaire, miliaire ou caséeuse[1], on peut observer, chez les tuberculeux, des néphrites ascendantes consécutives à des lésions vésicales, des néphrites parenchymateuses ou interstitielles, rentrant dans le cadre du mal de Bright, la dégénérescence amyloïde et enfin de véritables néphrites aiguës.

La tuberculose rénale n'est pas, à proprement parler, une néphrite; cependant on trouve, dans les îlots tuberculeux, les cellules des canalicules dégénérées, troubles et atrophiées; on trouve également les bacilles caractéristiques non seulement sur les coupes de l'organe, mais encore, pendant la vie, dans l'urine des malades (Cornil et Babès[2], Rosenstein). La nature infectieuse de ces lésions n'est donc pas douteuse.

La pathogénie des néphrites ascendantes sera étudiée plus loin; elle ne présente rien de spécial dans la tuberculose, au point de vue du mécanisme des lésions.

Quant aux altérations brightiques du rein, leur pathogénie est encore bien obscure. Ces néphrites brightiques présentent parfois le type du gros rein blanc, plus souvent les caractères d'une néphrite diffuse, dans laquelle les lésions interstitielles prédominent (J.-B. Gauché[3]). L'origine infectieuse de ces lésions est vraisemblable, mais n'est pas prouvée; j'en dirai autant de la dégénérescence amyloïde.

Enfin on peut voir, dans le cours de la tuberculose, des néphrites aiguës[4]. Celles-ci présentent tous les caratères

1. Tapret, *Tuberculose urinaire*, in *Arch. de médecine*, 1878.
2. Cornil et Brault, *Loc. cit.*, p. 300.
3. J.-B. Gauché, *Thèse de Paris*, 1880. — Voy. également l'ouvrage de Rayer, t. II, p. 322; — la *Thèse de Lacombe*, Paris 1878, et celle de Piédallu, Paris, 1878; et l'article cité de Labadie-Lagrave, p. 715.
4. Voy. une observation de ce genre dans la *Thèse de Torkomian*, Paris, 1884, p. 56.

cliniques des néphrites infectieuses, les lésions sont celles des néphrites aiguës diffuses. On sait que, dans des cas de ce genre, M. le professeur Bouchard a trouvé des microbes dans l'urine[1].

Néphrites infectieuses primitives. — On a signalé enfin des cas de néphrite infectieuse ou bactérienne primitive, dans lesquels au moins la détermination de la maladie générale paraît porter exclusivement sur le rein. Il s'agit, dans ces cas, d'infections particulières, dont l'origine nous échappe et qui ne sont pas encore classées dans le cadre nosologique. Cliniquement, ces néphrites sont caractérisées par les symptômes généraux des maladies infectieuses, par une diminution considérable de la sécrétion urinaire, et, parfois même, par une anurie presque complète, qui conduit à la mort par urémie. Les urines renferment de l'albumine, des cylindres épithéliaux et granuleux, remplis de bactéries, et des bactéries libres. Les lésions rénales, constatées à l'autopsie, sont celles de la néphrite parenchymateuse, ou mieux de la néphrite diffuse aiguë : infiltration du tissu interstitiel, fusion, tuméfaction trouble et dégénérescence des épithéliums, etc. Les vaisseaux du rein sont encombrés par une masse énorme de bactéries.

Bamberger, Litten[2] Aufrecht, Ziemacki, Babès[3] ont rapporté des cas de ce genre. — Les états infectieux qui déterminent ces néphrites sont certainement dus à l'invasion de l'organisme par des microbes, bien que le point d'entrée de ces microbes ne soit pas connu. Ce sont des infections généralisées, avec localisation prédominante sur le rein ;

---

1. Ch. Bouchard, *Néphrites infectieuses,* in *Revue de médecine* 1881, p. 674.
2. Litten, *Zeitschrift für klinische Med.,* t. IV, fasc. 1 et 2, 1882.
3. Cornil et Babès, *Les Bactéries,* p. 332.

et il est possible que certaines de ces néphrites parenchymateuses aiguës, dont l'étiologie est si mal connue,
soient des néphrites infectieuses semblables.

M. le professeur J. Renaut[1] a publié aussi un cas de néphrite congestive aiguë infectieuse, qui peut être rapproché
des précédents.

Néphrites infectieuses suppurées. — *Abcès métastatiques.*
— Dans les néphrites précédentes, les bactéries déterminent dans le rein des altérations inflammatoires ou dégénératives, sans tendance à la suppuration. Mais les micro-
parasites, apportés par le courant sanguin, peuvent jouir de
propriétés spécifiques pyogéniques et amener la formation
d'abcès métastatiques. La démonstration de ce processus
pathogénique résulte des recherches expérimentales de
MM. Coze et Feltz, de M. Pasteur et de M. Koch[2].
MM. Coze et Feltz, et M. Koch, par l'injection sous-cutanée d'infusion de viande putréfiée à des lapins, M. Pasteur, par des injections de cultures du microbe pyogène,
ont produit des abcès métastatiques dans le rein et dans
d'autres organes. Ces abcès s'observent dans la pyhémie,
dans l'endocardite ulcéreuse (Klebs), dans l'ostéo-myélite
(Babès), dans la fièvre puerpérale, dans la fièvre typhoïde,
où ils sont en connexion avec les eschares et les ulcères
profonds du décubitus ; M. Babès les a constatés aussi
dans un cas de polyarthrite rhumatismale infectieuse.

Dans la pyhémie, qu'on peut prendre pour type, « le

1. J. Renaut. *Sur la néphrite congestive aiguë infectieuse,* in *Gaz. méd. de
Paris,* 1774, n° 17.
2. Cornil et Brault, *Loc. cit.,* p. 299.
Cornil et Ranvier, *Loc. cit.,* t. II, p. 622.
Cornil et Babès, *Les Bactéries,* p. 327.

microbe affecte la forme d'un microccocus ou d'un diplococcus très petit, disposé parfois en chaînettes. Il se cultive dans le sang, adhère aux globules rouges et détermine dans le rein (et dans d'autres organes) des thromboses vasculaires qui sont le point de départ des abcès métastatiques » (Cornil et Brault). Si l'on examine une coupe colorée d'un de ces abcès à leur début, on voit que les capillaires glomérulaires et intertubulaires sont remplis de microccocus et de diplococcus isolés ou de zooglées. Ces vaisseaux renferment en même temps de la fibrine coagulée ; et c'est autour du point où la circulation est arrêtée, que se développe l'inflammation suppurative (Cornil et Ranvier).

§ 2. — NÉPHRITES TOXIQUES

Avec les néphrites toxiques, nous abordons un autre mode pathogénique, celui des *dystrophies élémentaires primitives*. C'est l'action directe de la substance éliminée sur les cellules qui produit l'altération rénale.

Ces néphrites ont une pathogénie assez bien connue aujourd'hui, car elles ont pu être réalisées expérimentalement, aussi bien dans les formes aiguës que dans les formes chroniques.

Néphrites toxiques aiguës. — « La plupart des substances étrangères à l'organisme, solubles, introduites dans le sang à dose suffisante, peuvent, dit M. le professeur Lépine[1], produire une néphrite aiguë, mais à un degré différent. Les lésions varient depuis l'inflammation la plus légère jusqu'à la mortification complète des cellules, et cette variabilité

---

1. Lépine, *Additions à la trad. de Bartels*, p. 660-661.

d'action dépend non seulement de la nature de la substance toxique elle-même, mais aussi de sa dose, de son mode d'administration, de sa rapidité d'absorption » et, on pourrait ajouter, de la durée de l'intoxication.

On me pardonnera de ne pas faire l'énumération complète de toutes les substances toxiques, dont l'absorption peut provoquer des néphrites. La pathogénie de ces néphrites est d'ailleurs sensiblement la même dans tous les cas. J'indiquerai seulement les variétés principales, en insistant surtout sur les résultats les plus concluants fournis par la pathologie expérimentale.

Mercure. — La néphrite de l'*empoisonnement mercuriel* est une des plus importantes de ces néphrites toxiques, une de celles qui présentent le plus d'intérêt clinique (Observations de Tardieu, d'Ollivier, de Ch. Bouchard, etc.). Elle peut être facilement produite chez les animaux, avec des lésions semblables à celles qu'on observe chez l'homme.

, Les expériences suivantes, instituées dans le laboratoire de M. le professeur Bouchard, sont de nature à éclairer la pathogénie de cette néphrite[1].

Sur un lapin du poids de $1^k, 750$ on injecte, par une veine de l'oreille, une solution de biiodure de mercure ainsi composée :

Biiodure de mercure....................	25 centigr.
Iodure de potassium...................	25 centigr.
Eau distillée : Q. S. pour faire..........	125 grammes.

Chaque centimètre cube contient 2 milligr. de biiodure. On injecte $18^{cc}, 5$ de la solution sans accidents apparents, soit $0^{gr}, 037$, soit $0^{gr}, 021$ par kilogramme d'animal.

---

1. Le résultat de ces expériences m'a été communiqué par M. Charrin, chef du laboratoire de M. Bouchard.

Deux jours après, l'animal né pèse plus que 1ᵏ, 590; il a
perdu 160 grammes en quarante-huit heures; il a de la
diarrhée, ses oreilles sont froides, violacées, ses urines
très albumineuses. T. r. = 32°,4.

Il meurt à cinq h. et demi du soir.

A l'*autopsie*, on trouve les reins pâles et mous; à la coupe,
la substance corticale est également pâle, la substance médullaire est rouge.

L'examen microscopique, après action de l'acide osmique, durcissement par l'alcool absolu et coloration au
picro-carmin, fait reconnaître les détails suivants :

Les épithéliums des tubes contournés sont granuleux, fu-
sionnés par leurs bords; en certains points, même, quelques
cellules manquent. Les vaisseaux sont remplis de globules
dans les espaces qui séparent les tubes excréteurs; ces tubes
eux-mêmes ont un revêtement légèrement granuleux, toutefois beaucoup moins atteint que celui des tubuli. Mais, ce
qui frappe surtout, c'est l'existence dans les tubes d'un très
grand nombre de cylindres granuleux, et de quelques rares
cylindres colloïdes. Le tissu interstitiel ne mérite aucune
mention; il paraît normal.

Sur un second lapin qui n'avait reçu que 0ᵍʳ,008 de
sublimé par kilogramme, du 28 mars au 30 mars, et qui
succomba néanmoins (la survie cependant est en général
plus longue même avec des doses supérieures), on put noter
déjà la décoloration des reins. Enfin, sur un troisième lapin
qui, du 30 mars au 3 avril au soir, avait reçu 0ᵍʳ,049 de biiodure de mercure par kilogramme, on trouva des lésions
rénales semblables à celles décrites dans la première expérience.

Avec l'aide de M. Armand Siredey, j'ai fait sur le cobaye

des expériences analogues, soit par l'injection sous-cutanée de sublimé, soit par des frictions mercurielles, et j'ai obtenu des résultats semblables. Un cobaye du poids de 485 grammes, auquel j'ai injecté deux jours de suite $0^{gr},0333$ de sublimé (dose très considérable[1]), est mort au bout de trente-six heures. Ses reins présentaient des lésions congestives prédominantes, aussi bien dans les vaisseaux intertubulaires que dans les anses glomérulaires ; il y avait aussi des hémorrhagies dans les cavités des glomérules et un commencement de dégénérescence granuleuse des cellules des tubes contournés.

Un autre cobaye, préalablement tondu, frictionné sur le dos et sur les flancs avec l'onguent napolitain, qu'on laisse en couche épaisse sur la peau, meurt également au bout de trente-six heures. M. Siredey constate que les reins présentent des altérations profondes des cellules de revêtement, particulièrement dans les branches ascendantes de Henle, dont les cellules sont presque complètement dégénérées ; les glomérules sont congestionnés ; le tissu interstitiel est légèrement épaissi et infiltré de cellules rondes[2].

La comparaison de ces diverses expériences semble montrer que l'intoxication mercurielle, à dose moyenne, agit presque exclusivement sur les épithéliums ; il faut l'absorption d'une dose plus forte pour déterminer des lésions interstitielles diffuses ; enfin, quand la dose est très considérable et que la mort arrive très rapidement, les lésions congestives sont surtout très prononcées et peuvent aller jusqu'à l'hémorrhagie.

1. Ces injections sous-cutanées non plus que celles des expériences suivantes, n'ont d'ailleurs jamais déterminé d'accidents locaux.

2. Il faut tenir compte dans cette expérience du rôle possible de l'excitatio cutanée.

Je rapprocherai de ces résultats expérimentaux une observation clinique d'empoisonnement par le bichlorure de mercure, qui appartient à M. Barthélemy et qui a été communiquée à la Société de médecine légale, le 8 mars 1880. Le malade mourut le neuvième jour ; l'examen microscopique du rein, pratiqué par M. Cornil, montra les épithéliums du rein tuméfiés, réfringents, remplis de granulations graisseuses. Il existe, dans différents recueils, un certain nombre d'autres observations semblables. Les altérations principales du rein dans l'intoxication mercurielle sont toujours des altérations épithéliales.

Cantharide. — Ce sont les lésions épithéliales qui prédominent également dans la néphrite cantharidienne. Cette néphrite, observée cliniquement par Bouillaud, par Morel-Lavallée[1], par Rayer, par Gubler, etc., succède le plus souvent dans la pratique à l'application prolongée de larges vésicatoires ; elle se développe avec une prédilection particulière chez les jeunes sujets et chez les enfants (Morel-Lavallée et Rayer), mais elle dépend aussi beaucoup de la prédisposition individuelle. Elle est caractérisée par de l'albuminurie, parfois de l'hématurie, et, même dans les formes légères, l'urine renferme quelques globules du sang[2]. On trouve aussi fréquemment dans l'urine des cylindres épithéliaux, granuleux et même hyalins ; cette néphrite peut en effet devenir un véritable mal de Bright, ainsi que M. le professeur Potain en a rapporté deux exemples[3].

La néphrite est due à l'irritation directe des cellules

---

1. Morel-Lavallée (*Académie des sciences*, 1845-1846) a décrit surtout la cystite cantharidienne.

2. Nicolas, *Néphrite cantharidienne*, Thèse de Paris, 1881. Cette thèse renferme deux observations cliniques que j'ai communiquées à son auteur.

3. Voy. la *Thèse d'agrégation* de M. Cornil, 1869.

déterminée par la cantharidine apportée par le courant sanguin. Une expérience de M. Galippe[1] semble, en effet, avoir bien montré la présence de la cantharidine dans le sang. Après avoir intoxiqué un chien avec la cantharide, M. Galippe a fait communiquer les vaisseaux de l'animal avec ceux d'un second chien, qui, lui-même, présenta bientôt les symptômes caractéristiques de l'empoisonnement, et notamment la dysurie. Comment se fait-il alors que la cantharide, qui agit si énergiquement sur le rein, ne produise pas de lésions de la membrane interne des vaisseaux? On a essayé d'expliquer cette innocuité par la combinaison de la cantharide avec les alcalis du sang (Morel-Lavallée, Martin-Damourette); on pensait que cette combinaison saline était détruite par les acides de l'urine, avec mise en liberté de la cantharidine : d'où l'action spéciale de la cantharide sur le rein. Mais on sait aujourd'hui que les cantharidates alcalins sont presque aussi irritants que la cantharide elle-même. On a invoqué aussi, comme explication des accidents rénaux, la concentration de la cantharidine dans la sécrétion urinaire, alors que cette substance est, au contraire, relativement très diluée dans la masse sanguine. Enfin Gubler pensait que l'albumine du sang, combinée à la cantharidine, la rend inoffensive, de sorte que la puissance de celle-ci, demeurée latente tant que le principe toxique circule dans le sang, ne se manifeste que dans le rein, où la cantharidine, sécrétée par la glande, retrouve dans un liquide non albumineux toute son activité[2].

Quoi qu'il en soit de ces explications, qui ne sont, à vrai dire, que des hypothèses, la cantharide, éliminée par le

---

1. *Compte rendu de la Société de biologie.* 1875, t. II, 6ᵉ série, p. 5.
2. Gubler, Art. ALBUMINURIE du *Dict. encyclop.*, t. II, p. 501.

rein, porte son action sur les éléments sécréteurs. Les expériences de M. Browicz[1], de M. Cornil[2], de M. Aufrecht[3], de M. Germont[4], peuvent nous éclairer sur ce point.

Browicz a vu que, sous l'influence de l'intoxication cantharidienne, le rein présentait des lésions analogues à celles de la néphrite parenchymateuse : la congestion du paquet glomérulaire, la production d'un exsudat hyalin dans la cavité du glomérule, la présence, dans les canalicules, de la même substance hyaline sous forme de cylindres, la tuméfaction trouble des épithéliums des tubes contournés; Browicz ne signale aucune lésion interstitielle, si ce n'est la présence de quelques leucocytes dans la trame intertubulaire.

D'après les recherches de M. Cornil, les lésions initiales de la néphrite cantharidienne, provoquée par un empoisonnement suraigu, chez le lapin, sont limitées aux glomérules; ce fait n'a rien que de très naturel, puisque c'est par le glomérule que s'opère la filtration urinaire. Les cellules endothéliales du glomérule sont tuméfiées et décollées par places; la cavité glomérulaire est pleine de liquide formé par la sortie en nature du sérum sanguin, et de leucocytes. Bientôt après, les cellules des tubes contournés se tuméfient également et deviennent granuleuses. Puis les lésions s'étendent aux tubes de Henle et aux tubes collecteurs, dont les cellules prolifèrent, au point de remplir toute la lumière des tubes. En somme, dans cette intoxication suraiguë, l'inflammation s'étend peu à peu des glomérules aux voies

1. Browicz, *Centralblatt für die med. Wissench.*, 1879 (Recherches expérimentales sur l'*Histologie des néphrites aiguës.*)

2. Cornil, *Journal de l'Anatomie*, 1880, p. 566 (*Action toxique de la cantharidine*).

3. Aufrecht, *Schrumfniere durch Cantharidin-Injectionen*, in *Centralblatt*, 1882, n° 47.

4. Germont, *Thèse de Paris*, 1883, p. 9.

d'excrétion. Dans l'empoisonnement subaigu, qui résulte de l'absorption successive de petites doses de cantharide, M. Cornil a trouvé les lésions de la néphrite parenchymateuse aiguë ou subaiguë de l'homme : tuméfaction, état vésiculeux et dégénérescence granulo-graisseuse des épithéliums. Le tissu interstitiel est peu lésé et infiltré seulement de leucocytes.

Au contraire, M. Aufrecht, par l'injection sous-cutanée à des lapins, de petites doses de cantharidine, en suspension dans l'huile, est arrivé à reproduire graduellement, non seulement la néphrite parenchymateuse, mais encore la néphrite interstitielle diffuse et même, paraît-il, la rétraction du rein.

M. Germont, qui a repris ces expériences, conclut que la néphrite cantharidienne n'affecte pas toujours la même forme, et que les différences peuvent tenir à la dose de la substance toxique, à la durée de l'intoxication et peut-être aussi à des conditions inconnues. En plus des lésions épithéliales, il a observé des lésions conjonctives, distribuées irrégulièrement, cantonnées sur des glomérules isolés et sur les tubes droits des rayons médullaires voisins. Il a vu aussi un cas dans lequel les lésions intéressaient presque exclusivement les tubes coll ecteurs (néphrite catairhale).

D'autre part, M. Dunin [1], qui a étudié aussi expérimentalement l'action toxique de la cantharidine sur les reins, pense que les lésions épithéliales qu'on observe ne sont pas celles de la néphrite parenchymateuse, et qu'elles consis-

---

1. M. Dunin compare ces lésions nécrosiques à celles que détermine dans le rein l'empoisonnement par l'acide chromique. — Voy. *Virchow's Arch.*, 1883, cité par Cornil et Brault, p. 160.

tent plutôt dans une dégénérescence hyaline des cellules et une nécrose par coagulation.

Je conclurais volontiers de ces divergences que la néphrite cantharidienne doit être rapprochée des néphrites diffuses[1], avec prédominance variable sur tel ou tel élément du rein, suivant les conditions de l'intoxication; mais, en somme, aucun élément n'est épargné, et l'action du poison ne se porte pas seulement sur l'un à l'exclusion des autres.

Phosphore et *arsenic*. — D'autres poisons produisent, par une action spéciale sur les cellules, dans le rein comme dans d'autres organes (foie, poumon), la dégénérescence graisseuse d'emblée, sans aucune réaction inflammatoire.

Le type de ces poisons stéatosants est le phosphore. La lésion rénale de l'intoxication phosphorée détermine parfois mais non toujours de l'albuminurie. C'est une dégénérescence graisseuse aiguë, primitive; mais, dans les cas où il existe de l'albuminurie, le protoplasma des cellules épithéliales est infiltré de granulations protéiques en même temps que de granulations graisseuses (Cornil et Ranvier). C'est dans le foie d'ailleurs que les lésions se manifestent tout d'abord; elles sont plus tardives dans le rein. MM. Cornil et Brault ont cependant trouvé déjà des modifications épithéliales six heures après le début de l'empoisonnement, chez des cobayes. Mais, au bout de vingt-quatre heures, les lésions sont très manifestes; sur les préparations traitées par l'acide osmique, on voit les cellules des tubes contournés remplies de granulations graisseuses colorées en noir; au quatrième jour, ces cellules sont presque complètement détruites; elles sont confondues par leurs bords, leurs noyaux ne sont plus apparents; on ne voit plus qu'une masse de

1. Cornil et Brault, *loc. cit.*, p. 160.

grosses granulations graisseuses. Les cylindres qu'on trouve
dans les urines sont presque entièrement formés de molécules
graisseuses. L'endothélium des capillaires glomérulaires et
intertubulaires ne tarde pas à être atteint lui-même; il subit
la dégénérescence granulo-graisseuse, et peut alors laisser
exsuder le sérum sanguin, qui se montre dans les tubes
sous forme de coagulum noirâtre.

D'après MM. Cornil et Brault[1], les lésions rénales de
l'empoisonnement par l'arsenic sont plus lentes à se produire, plus irrégulières; mais elles sont semblables aux
précédentes. Ces expérimentateurs ont empoisonné des cobayes par l'acide arsénieux (à la dose quotidienne de cinq
centigrammes, pendant plusieurs jours de suite); ils ont
observé une dégénérescence graisseuse limitée à quelques-
uns des tubes urinifères, tandis que d'autres restaient sains[2].

Cependant, les lésions du rein dans l'intoxication arsenicale paraissent être parfois de nature différente. Avec
l'aide de M. Armand Siredey, j'ai fait absorber à un cobaye,
en une seule dose, cinq centigrammes d'arsenic porphy-
risé, *parfaitement pur*, mélangé aux aliments. L'animal
est mort le jour même, trois heures après l'ingestion de
la matière toxique. L'examen histologique du rein[3], pratiqué par M. Siredey, nous permit de constater que les
lésions présentaient la plus grande analogie avec les alté-

---

1. Cornil et Brault, *Journal d'anatomie de Robin*, t. XVIII, janv-févr. 1882.
2. Voy. principalement sur les intoxications phosphorée et arsenicale, outre
le travail de MM. Cornil et Brault, les ouvrages suivants :
Ranvier, Fritz et Verliac, *Arch. de médecine*, 1863.
Saikowsky, *Arch. de Virchow*, 1865, p. 73.
Skolosuboff, *Arch. de physiologie*, 1875, p. 653.
Binz et Schulz, *Centralblatt*, 1879, p. 17 etc.
3. Cet examen, comme celui de toutes les autres préparations, a porté sur des
fragments de rein, traités par l'acide osmique.

rations épithéliales de la néphrite cantharidienne. Il est vrai que les glomérules étaient peu atteints, qu'ils étaient seulement congestionnés et que leur cavité ne renfermait pas d'exsudat, mais on constatait dans les tubes contournés la tuméfaction trouble des cellules et leur état vacuolaire. On trouvait de nombreuses boules protéiques, fibrineuses ou colloïdes, les unes libres au milieu des tubes, les autres confondues avec des cellules épithéliales tuméfiées et desquamées ou des leucocytes. Ces altérations se rencontraient sur presque tous les tubes contournés et sur les branches ascendantes de Henle. Les branches grêles étaient restées saines, de même que la plupart des tubes droits. Quelques-uns de ces derniers présentaient cependant déjà un commencement de desquamation. Dans le tissu interstitiel, il n'y avait pas d'autres lésions qu'une légère infiltration de leucocytes disséminés.

Ces lésions inflammatoires diffèrent notablement de la dégénérescence graisseuse simple, observée par MM. Cornil et Brault. On remarquera que, dans notre expérience, nous nous sommes servis d'*arsenic*, et d'arsenic chimiquement pur, tandis que MM. Cornil et Brault ont employé l'acide arsénieux. Il est évident que le sujet nécessite de nouvelles recherches.

Acides et *alcalis*. — Ces composés chimiques, caustiques, agissent sur les épithéliums du rein par irritation cellulaire suivie de nécrobiose (Litten). Les symptômes de ces néphrites toxiques sont ceux d'une néphrite hémorrhagique avec albumine, cylindres, globules blancs et rouges dans l'urine. L'*acide sulfurique* (Munck et Leyden, in *Wirchow's Arch.*, 1881, t. XXII p. 37 ; — *Berlin. klin. Wochensch.*, 1864, nᵒˢ 49 et 50 ; — *Ann. de la Charité de Berlin*, 1881, t. VI,

p. 235; — Litten, *Berlin. klin. Wochensch.*, 1881, n°ˢ 42-46;
— Bamberger, *Wien. med.*, *Halle*, 1863; — Wagner, *Krankheiten der Harnapparates*, in *Ziemssen's*, p. 171), l'*acide
chlorhydrique*, les *vapeurs nitreuses* et *sulfureuses* (Wagner,
loc. cit., p. 171-172), l'*acide nitrique* (Wunderlich) peuvent déterminer des néphrites de ce genre. M. Wagner cite
un cas de vrai mal de Bright, consécutif à un empoisonnement par l'acide sulfurique.

M. le professeur Potain a rapporté un cas de néphrite à
la suite d'un empoisonnement par l'*ammoniaque*. Un homme
qui avait réussi à avaler une certaine quantité d'ammoniaque liquide mourut empoisonné, et, à son autopsie, on
trouva dans le rein les lésions de la néphrite parenchymateuse[1].

L'intoxication par l'*acide chromique* et par les chromates[2]
amène la nécrose de coagulation (Gergens et Kabierske,
Die Chromniere, Thèse de Breslau, 1880; — Weigert;
R. Lépine; Bernasconi, Thèse de Lyon, 1884).

Dans l'empoisonnement par l'*acide oxalique* (Kobert et
Küssner, *Virchow's Arch.*, 1879, t. LXXVIII, p. 209;
— Fränkel, *Zeitschr. für klin. Med.*, 1881, t. II, p. 664; —
Wagner, *loc. cit.*, p. 171), l'urine renferme de l'albumine,
des cylindres, des globules blancs et rouges et des cristaux
d'acide oxalique. On trouve à l'autopsie des traînées d'oxa-
late de chaux et de magnésie dans les canalicules rénaux.

J'ai essayé de produire expérimentalement une néphrite,
chez le cobaye, par l'absorption de l'acide oxalique. Le
19 janvier à onze heures et demie du matin, j'ai injecté dans
le rectum d'un cobaye pesant 430 grammes une solution

---

1. *Bull. de la Société méd. des hôp. de Paris*, 1862.
2. Viron, *Thèse de Paris*, 1885, p. 60.

contenant 50 centigrammes d'acide oxalique ; l'animal a rejeté environ le tiers du liquide, et le reste paraît avoir été absorbé par l'intestin. Du 20 au 24 janvier, l'urine renferme de l'albumine. L'animal meurt le 24 janvier : à l'autopsie, je trouve les reins congestionnés, aucune autre altération viscérale appréciable à l'œil nu, et notamment pas de lésions de l'intestin. Sur des coupes de fragments du rein, traités par l'acide osmique, on voit des altérations épithéliales profondes. Les cellules des tubes contournés sont granuleuses, en partie désagrégées ; la cavité des tubes renferme des masses granuleuses ou d'aspect colloïde. Les vaisseaux intertubulaires sont distendus par le sang, et on trouve, dans l'intervalle des tubes, des globules rouges extravasés.

Diurétiques et *balsamiques*. — Les diurétiques et les balsamiques, qui exercent une action spéciale sur la sécrétion urinaire, peuvent aussi provoquer des néphrites aiguës. La scille, la térébenthine, la copahu, d'après Wagner, peuvent produire une néphrite passagère. Reinhardt (*Charité Ann.*, I, p. 229) cite un cas de néphrite mortelle et un autre d'albuminurie persistante, à la suite de l'administration du copahu. Todd soupçonnait déjà que la térébenthine pouvait amener une irritation des reins[1]. Osborne accusait les diurétiques d'être une des causes du mal de Bright[2].

J'ai cherché si véritablement l'absorption des balsamiques et leur élimination par le rein pouvaient produire une néphrite, et, dans cette expérience, j'ai employé l'*essence de santal*. Le 20 janvier, à onze heures du matin, j'ai injecté

---

1. Todd, *Clinical Lectures on certain Diseases of the urinary Organ*, London 1857, p. 25, obs. V.
2. Cité par Frerichs, *Die Brightiche Nierenkrankheit*, 1851, p. 157.

avec une sonde dans l'œsophage d'un cobaye, pesant 495 grammes, 0^{gr},50 d'essence de santal, émulsionnée avec de la gomme. L'absorption de cette substance détermine d'abord de la polyurie ; le lendemain, l'urine des vingt-quatre heures, rendue en beaucoup plus grande abondance que d'ordinaire, répand une odeur caractéristique de santal ; elle renferme une petite quantité d'albumine. L'animal meurt dans la journée du 22 janvier. A l'autopsie, on trouve les reins très congestionnés ; mais l'examen microscopique est à peu près négatif ; l'épithélium des canalicules n'est pas notablement altéré. De sorte que, dans ce cas au moins, il paraît y avoir eu polyurie et albuminurie, sans lésion rénale appréciable. Cette expérience aurait besoin d'être répétée plusieurs fois.

Parmi les *autres produits végétaux*, j'ai expérimenté, avec M. Siredey, l'*essence de citron* et la *colombine* (alcaloïde du colombo).

L'injection sous-cutanée, à un cobaye, de un centimètre cube d'essence de citron, fait mourir l'animal en deux jours ; mais, à l'examen microscopique des reins, on ne trouve aucune lésion épithéliale ou interstitielle. Il est bien évident, d'ailleurs, qu'on ne peut tirer aucune conclusion d'un seul cas ; mais ce cas négatif prouve au moins que la néphrite n'est pas constante à la suite de l'absorption de certaines substances toxiques.

Chez des poules intoxiquées avec la colombine, à la dose de 0^{gr},10 (expériences de MM. A. Siredey et Roux), on a trouvé, comme unique lésion rénale, une abondante infiltration de leucocytes dans le tissu intertubulaire. Ces poules étaient mortes avec les symptômes de l'ictère grave.

On sait bien peu de chose sur la pathogénie des néphrites produites par l'acide salicylique et les salicylates (Lurman et Müller, *Berl. klin. Wochensch.*, 1876, p. 477, — 1877. p. 29), par le chlorure de potassium (Wagner), par l'acide phénique (Lucke, Wagner, Edwards), par l'iodoforme (Henry, *Deustch. med. Wochensch.*, 1881, n° 34; — Hampeln, *Zeitch. für klin. Medic.*, Bd. 10, Heft 4, p. 389) par l'alcool amylique, etc.

L'iode, d'après les expériences de Masius sur des chiens (Thèse de Breslau, 1882), donne surtout de l'hémoglobinurie. L'alcool, d'après le même expérimentateur, produirait, chez le chien, de petits foyers d'inflammation insterstitielle dans le rein. On sait que, chez l'homme, l'alcoolisme peut donner naissance à une néphrite diffuse subaiguë[1].

J'ai expérimenté la *fuchsine*, avec le concours de M. A. Siredey. Une injection hyperdermique de 2 centimètres cubes d'une solution alcoolique saturée de fuchsine fait mourir un cobaye en douze heures environ. Sur les coupes du rein, on trouve des lésions épithéliales des tubes contournés, caractérisées par un commencement d'altération vacuolaire. Les glomérules et le tissu interstitiel sont intacts. Sur aucun point de la préparation, on ne constate de cellules colorées par la fuchsine:

Les *médicaments appliqués sur la peau* peuvent provoquer une néphrite; mais, dans la pathogénie de ces néphrites, il est difficile souvent de faire la part de l'absorption du toxique et de l'irritation cutanée. Les applications de goudron, de styrax, de baume du Pérou, de pétrole, de naphthol, etc., ont été incriminées. D'après Virchow[2], les

1. Cornil et Ranvier, t. II, p. 582.
2. *Arch. für pathol. Anatomie*, t. IV, p. 317.

emplâtres de moutarde détermineraient quelquefois une néphrite analogue à la néphrite cantharidienne. Les applications d'acide pyrogallique et d'acide chrysophanique peuvent donner lieu à un véritable mal de Bright aigu, généralement hémorrhagique (Lassar, Unna, Kaposi, etc.). On peut lire dans les *Annales de dermatologie* de 1882, (p. 694), une observation de néphrite toxique mortelle, avec hématurie et albuminurie, déterminée par l'acide pyrogallique.

En somme, presque tous les médicaments, tous les poisons peuvent agir sur le rein[1], mais leur action dépend beaucoup de la prédisposition individuelle, et, dans beaucoup de cas, le mécanisme de la lésion est assez difficile à saisir. Cependant, comme l'épithélium est toujours le principal élément intéressé dans ces néphrites toxiques, il est vraisemblable que c'est sur le protoplasma cellulaire lui-même que la substance toxique exerce son influence nocive.

Néphrites toxiques chroniques. — C'est également par des modifications initiales des épithéliums que s'établissent les néphrites toxiques chroniques. J'ai déjà signalé certaines formes de lésions chroniques des reins, observées par M. Aufrecht et par M. Cornil, à la suite de l'empoisonnement lent par la cantharidine. Mais le type de ces néphrites toxiques chroniques est la *néphrite saturnine,* dont la pathogénie est bien connue depuis le mémoire de MM. Charcot et Gombault[2], et qui réalise le processus décrit par M. le professeur Charcot sous le nom de *cirrhose épithéliale.* Dans la néphrite chronique, provoquée expé-

---

1. On trouvera dans l'ouvrage déjà cité de E. Wagner une énumération assez complète de ces néphrites toxiques.

2. Charcot et Gombault, *Arch. de physiol.,* 1881, n° 1, p. 126.

rimentalement chez le cochon d'Inde, par l'absorption quotidienne d'une certaine quantité de blanc de céruse, MM. Charcot et Gombault ont pu suivre l'évolution successive des lésions rénales. Ils ont vu que « l'élément glandulaire était le premier affecté, et qu'il tenait sous sa dépendance les modifications qui surviennent consécutivement dans la trame conjonctive de l'organe ». On constate d'abord la présence de blocs calcaires dans les anses de Henle. L'examen de ces petites masses calcaires, quand elles sont dissoutes par un acide, les rapports qu'elles affectent avec l'épithélium pariétal, montrent bien qu'on peut les considérer « comme un premier indice de l'action du plomb sur l'épithélium rénal, touché sur place dans certains points, sur d'autres détaché et ayant formé des blocs migrateurs ». Un peu plus tard on trouve, aussi bien dans la substance corticale et dans la région intermédiaire que dans la substance tubuleuse, des altérations épithéliales identiques : aplatissement des cellules, dont les noyaux sont en voie de prolifération, et dont quelques-unes sont desquamées. Les tubes se dilatent, et en même temps que les phénomènes d'irritation cellulaire deviennent plus évidents, la paroi des tubes s'épaissit. Des modifications analogues existent dans les cellules de revêtement et dans la paroi de la capsule de Bowmann. On remarque que, si la lésion est générale et atteint les différentes régions du rein, elle est loin d'être totale, et, dans chaque lobule, à côté des tubes malades, on en rencontre d'autres qui sont restés sains. C'est cette distribution irrégulière de la lésion qui règle la formation des granulations, qu'on observe à une période avancée de la néphrite. La granulation représente une portion du parenchyme épargnée, entourée de bandes scléreuses et de tubes atrophiés.

L'aboutissant ultime de la lésion est en effet la prolifération conjonctive et la sclérose; mais ces modifications du tissu conjonctif s'établissent consécutivement aux altérations épithéliales.

MM. Charcot et Gombault font remarquer que les tubes se modifient et s'atrophient pour ainsi dire un à un, depuis leur origine jusqu'à leur terminaison; cela tient sans doute à ce que « l'irritation est proportionnelle à l'activité fonctionnelle de chaque tube et que cette activité est loin d'être la même pour tous ».

Ce processus a été retrouvé, avec des caractères presque identiques, par M. Cornil, dans la néphrite saturnine de l'homme. La subordination absolue des lésions interstitielles aux lésions épithéliales, toujours primitives, domine donc toute la pathogénie des néphrites chroniques toxiques.

Tel est le mode d'action des poisons sur le rein, action directe sur les cellules de l'organe. Mais les substances toxiques fabriquées par l'organisme lui-même — et l'on sait, d'après les recherches de M. Ch. Bouchard et de M. A. Gautier, que le corps humain en fabrique une grande quantité, — ces poisons organiques et, d'autre part, certains principes constituants normaux de nos humeurs, peuvent-ils aussi, en s'éliminant par le rein, irriter au passage l'épithélium de cet organe et provoquer des néphrites ? Cela est probable, et la pathogénie des lésions rénales dans l'ictère peut en fournir un exemple.

Néphrites dans l'ictère. — Le passage des sels biliaires à travers le rein peut donner lieu à de l'albuminurie avec cylindres (Nothnagel, Leyden [1]); si la quantité de bile éliminée augmente, l'albuminurie devient persistante et s'accompagne de lésions rénales semblables à celles de l'ictère grave.

Dans ces cas-là, J. Möbius a trouvé l'infiltration pigmentaire et la dégénérescence graisseuse des épithéliums rénaux. D'après James-Finlayson et Nothnagel, ces lésions rénales peuvent même exister avec des cylindres dans l'urine, sans albuminurie [2].

Dans l'*ictère grave* [3], Frerichs a trouvé les cellules du rein infiltrées de granules et atteintes de dégénérescence graisseuse. Il est même probable que beaucoup des symptômes de l'ictère grave sont dus à une lésion rénale (Vulpian, Bouchard [4]). La néphrite est vraisemblablement la conséquence de l'irritation des éléments anatomiques du rein par les produits de transformation incomplète des albuminoïdes, tels que la leucine, la tyrosine, etc. M. Vulpian compare les effets de cette élimination nocive de produits toxiques aux altérations rénales produites par l'élimination des poisons minéraux, comme le mercure, par exemple. Budd pense également que cette néphrite est due à l'élimination par le rein de certains principes nuisibles contenus dans le sang [5].

J'ai pensé qu'il était intéressant, pour élucider la pathogénie de la néphrite dans l'ictère grave, de rechercher quelle

---

1. E. Wagner, *Loc. cit.*, p. 175. — Decaudin, *Des reins dans l'ictère*, Thèse de Paris, 1878. — R. Lépine, *Additions à Bartels*, p. 662.

2. Labadie-Lagrave, *Art. cité*, p. 716.

3. Cette pathogénie de la néphrite dans l'ictère grave ne s'applique qu'aux ictères graves secondaires, consécutifs à la rétention biliaire prolongée et à des lésions anciennes du parenchyme hépatique. Dans l'ictère grave primitif, infectieux, la néphrite est vraisemblablement de nature infectieuse.

4. Voy. dans la thèse d'agrégation de M. Mossé, Paris, 1879, la *Théorie rénale de l'ictère grave*, d'après M. Bouchard (p. 55 et suivantes).

5. Decaudin, *Thèse citée*, 1878, p. 49.

était l'action sur le rein de ces produits de désassimilation incomplète, leucine, tyrosine, matières extractives. J'ai expérimenté la *tyrosine*, qui m'a donné des résultats concluants.

Le 19 janvier, à onze heures du matin, je fais à un cobaye, pesant 570 grammes, deux injections sous-cutanées, de un centimètre cube chacune, de solution saturée à chaud de tyrosine. Je dis immédiatement que ces injections, pratiquées sur les parties latérales du dos, n'ont déterminé ni abcès ni induration inflammatoire.

Le lendemain matin, l'urine renferme une quantité notable d'albumine rétractile; je fais une troisième injection de un centimètre cube de la même solution saturée de tyrosine.

Le 21 janvier (troisième jour de l'expérience) l'urine des vingt-quatre heures renferme de l'albumine rétractile en plus grande quantité que la veille. L'animal est triste, abattu; tout à coup, vers dix heures du matin, il est pris de convulsions tétaniformes, avec raideur générale et opisthotonos; il meurt au bout d'une heure.

L'autopsie, pratiquée immédiatement, ne montre aucune lésion du cœur, du poumon, du foie, etc. La vessie est pleine d'urine; cette urine, examinée aussitôt, est *acide* (on sait que l'urine des herbivores est toujours alcaline à l'état normal), elle est pâle et limpide et renferme de l'albumine. Les reins sont pâles, sans lésion appréciable à l'œil nu.

L'examen histologique de fragments de rein, traités par l'acide osmique à 1/100ᵉ, montre que les épithéliums des tubes contournés sont confondus, granuleux, en partie dégénérés; leur noyau est invisible.

Il faudrait répéter cette expérience et employer d'autres

substances analogues, la leucine par exemple; mais l'expérience précédente semble bien montrer déjà que la tyrosine, en excès dans le sang, peut déterminer des altérations épithéliales du rein et provoquer une néphrite.

Il est possible aussi que les produits toxiques des fermentations gastriques et intestinales, particulièrement dans la dilatation de l'estomac, donnent naissance à des lésions rénales, par leur passage à travers le rein.

D'après Wagner [1], Fürbringer, les *substances toxiques élaborées par le tube digestif*, absorbées et éliminées par le rein peuvent déterminer de l'albuminurie, et peut-être une néphrite. M. le professeur Bouchard a décrit une forme rénale de la dilatation de l'estomac, dans laquelle on observe de l'albuminurie, conséquence d'une néphrite [2]. Mais cette albuminurie est souvent dyscrasique. J'ai eu l'occasion d'examiner récemment l'urine d'une malade dyspeptique, en traitement dans le service de M. Bouchard; cette urine contenait 30 centigrammes d'albumine par litre, mais ne renfermait pas de cylindres; dans ce cas il s'agissait évidemment d'une albuminurie sans néphrite.

Enfin, d'après certains auteurs, d'autres causes agiraient encore sur le rein par une sorte d'*intoxication secondaire*. C'est ainsi qu'il faudrait interpréter les néphrites consécutives à l'*action du froid* et aux *brûlures étendues des téguments*. On a dit que la néphrite *a frigore* pouvait résulter de l'irritation inflammatoire des éléments du rein par les substances excrémentitielles retenues dans le sang. On a dit, d'autre part (Falk, Fischer), que, dans les brûlures, la né-

---

1. Wagner, *Morbus Brightii*, in *Ziemssen's Handbuch*, p. 175.
2. *Soc. méd. des hôpitaux de Paris*, 13 juin 1884. Communic. de M. Bouchard.

phrite était également due à l'irritation du rein par les produits de décomposition chimique, provenant des globules rouges altérés et détruits sous l'influence du calorique. Ces néphrites seraient donc aussi des néphrites toxiques; mais une semblable opinion est contestable, et l'on peut tout aussi bien attribuer, dans ces cas-là, l'altération rénale à une congestion sous la dépendance de troubles nerveux réflexes. La discussion de cette question trouvera sa place dans l'exposé de la pathogénie des néphrites par irritation cutanée.

J'aurais aussi à parler du rôle pathogénique d'un grand nombre d'*intoxications latentes,* de nature diverse, et d'*auto-intoxications,* qui peuvent, sans doute, par l'élimination des produits toxiques, donner naissance à des néphrites chroniques ou subaiguës; mais l'examen de ces questions encore mal élucidées sera mieux placé dans l'étude pathogénique du mal de Bright.

§ 3. — NÉPHRITE GOUTTEUSE

Les lésions du rein dans la goutte ont été étudiées principalement par Rayer[1], par Todd[2], par MM. Charcot et Cornil[3], par M. Garrod[4], par M. Ebstein[5] et par M. Virchow[6].

1. Rayer. *Traité des maladies des reins,* 1840, t. II, p. 42.

2. Robert B. Todd. *Clinical Lectures on certain Diseases of the urinary organ,* London, 1857, p. 318.

3. Charcot et Cornil. *Mém. de la Soc. de biologie,* 1863, p. 144. — Charcot. *Leçons cliniques sur les maladies des vieillards,* 5ᵉ leçon, p. 58. — Charcot. *Leçons sur les maladies du rein,* in *Progrès médical,* 1874, p. 545.

4. Garrod. *La Goutte,* traduit par M. Ollivier, et annoté par M. Charcot. Paris, 1867, p. 261.

Garrod. *Transact. of Medical Congress,* 1881 (*Albuminurie dans la goutte*).

5. Ebstein. *Gicht,* Wiesbaden, 1882, p 76 et suivantes, Harsteine, 1884.

6. Virchow. *Soc. de médecine berlinoise,* décembre 1883 et janvier 1884 (analysé dans la *Semaine médicale* nᵒˢ 1 et 3, 1884).

L'affection décrite par Rayer, sous le nom de néphrite goutteuse, est à proprement parler la *gravelle du rein;* elle est caractérisée par des infarctus de sable d'*acide urique*, à la surface du rein, dans l'épaisseur de la substance corticale, dans les mamelons et les papilles et dans les calices, où les concrétions sont plus volumineuses. Cette lésion, très fréquente dans la goutte articulaire, s'observe cependant en dehors d'élle. Elle a pour conséquence tantôt une néphrite interstitielle, tantôt une néphrite suppurative; mais le point de départ de cette néphrite est dans une irritation des voies d'excrétion. Ce n'est pas là la vraie néphrite goutteuse.

Celle-ci est constituée par des lésions rénales variables, tantôt parenchymateuses, tantôt et plus souvent interstitielles[1] (*gouty kidney*, rein goutteux); mais ce qui la caractérise spécialement, c'est la présence de concrétions tophacées dans la substance tubuleuse. Ces concrétions, signalées pour la première fois par de Castelnau (1843), observées par M. Garrod, par M. le professeur Charcot, apparaissent sous formes de stries linéaires, d'un blanc crayeux, composées d'une masse centrale, le plus souvent amorphe, entourée de longs cristaux prismatiques disposés en faisceaux; de cette masse partent des aiguilles cristallines, libres par une de leurs extrémités et dirigées dans tous les sens. La masse amorphe est située dans la cavité des tubes droits, et les cristaux superficiels rayonnants, qui en émanent, pénètrent dans les cellules de revêtement, et, en dehors des tubes, dans le tissu conjonctif intertubulaire; mais ces cristaux ont toujours leur point de départ dans la cavité même du tube et sont implantés sur la masse principale (Charcot). Ces infarctus sont formés d'urate de soude

---

1. Ch. Bouchard. *Maladies par ralentissement de la nutrition*, p. 282.

et semblables au point de vue de la composition clinique, aux dépôts tophacés des articulations. Il est facile de se rendre compte de ces détails, en traitant les masses cristallines par l'acide acétique, qui les dissout avec production de cristaux d'acide urique.

Les altérations concomitantes du rein sont parfois la néphrite parenchymateuse, le plus souvent la néphrite interstitielle atrophique (Todd, Garrod, Dickinson). Dans l'autopsie célèbre de MM. Charcot et Cornil, le rein droit était atrophique, le rein gauche, qui seul renfermait des infarctus uratiques, était atteint de néphrite parenchymateuse. Ces lésions parenchymateuses ou interstitielles n'ont, par elles-mêmes, rien qui soit spécial à la goutte; mais on ne peut avoir aucun doute sur leur origine. Elles sont dues à la présence des infarctus d'urate de soude dans le parenchyme rénal, ou à l'irritation que cause dans le rein le passage d'une grande quatité d'urates.

Souligoux, au contraire, ne croit pas que l'acide urique soit seul responsable du rein goutteux, car d'autres maladies accompagnées d'une accumulation d'acide urique dans le sang ne se compliquent pas de néphrite[1]. La néphrite goutteuse serait alors sous la dépendance directe des mêmes causes productrices que la goutte elle-même.

Cependant, l'idée de rattacher l'état du rein à la viciation du sang dans la goutte n'est pas nouvelle; Todd incriminait déjà la matière morbide ou le poison goutteux dont le sang est chargé, comme facteur principal de la néphrite.

Ebstein s'est efforcé d'éclairer par l'expérimentation la pathogénie des modifications irritatives et inflammatoires

----

1. Labadie-Lagrave. *Article cité*, p. 716.

que subissent les tissus, et notamment le rein, sous l'influencede l'urate de soude (*Gicht*, p. 76). Heydenhain avait déjà fait à des lapins des injections intraveineuses (dans les veines jugulaires) de solutions concentrées d'urate de soude, et il avait constaté que les canaux urinifères et tout le système tubulaire du rein étaient remplis de masses opaques et granuleuses, à l'exception des glomérules de Malpighi qui furent toujours trouvés sains et exempts d'urates. Ebstein fit répéter ces expériences par son assistant Domsch. Des injections de solutions peu concentrées d'urate de soude dans les jugulaires produisirent, chez des lapins, les lésions rénales suivantes : les tubes urinifères étaient remplis d'une masse granuleuse, très réfringente, présentant çà et là des noyaux. Au niveau de ces masses granuleuses, l'épithélium canaliculaire était aplati, soulevé par places par des globules blancs. Ces lésions diffuses, certainement inflammatoires, d'après Ebstein, existaient surtout dans les points où on retrouvait des éléments cristallisés d'urates au milieu du tissu rénal.

Le même auteur injecta comparativement, dans la jugulaire d'autres lapins, des solutions de phosphate acide de soude, d'acide hippurique, de guanine, de créatine, de créatinine, etc., et il reconnut que les injections d'acide urique possèdent tout particulièrement la propriété de provoquer l'inflammation et les troubles de nutrition des éléments anatomiques.

Ebstein ajoute (p. 119 et 120) qu'on trouve, dans le rein goutteux de l'homme, des lésions à la fois dans la substance médullaire et dans la substance corticale. Il ne croit pas que les lésions corticales soient consécutives aux lésions médullaires, et propagées par continuité vers le glomérule de Malpighi, en remontant le cours de l'urine. Il est bien plus probable, d'après lui, que cette inflammation diffuse du rein tient à ce que tout le système sanguin et lymphatique de l'organe est imprégné d'acide urique, et que celui-ci est l'agent producteur direct des lésions de la couche corticale.

A côté des conclusions que Ebstein a cru pouvoir tirer de ses expériences, je mentionnerai l'opinion exprimée récemment par M. le professeur Virchow. Cet anatomo-pathologiste a bien constaté maintes fois la présence des concrétions d'urate de soude dans les conduits urinifères de la substance tubuleuse, mais il admet qu'il existe une néphrite goutteuse, sans dépôts d'urate de soude dans les reins. Dans cette forme, les altérations inflammatoires chroniques (interstitielles) débuteraient dans la substance corticale, et les tubes droits ne seraient atteints qu'en second lieu; ce ne seraient donc pas les dépôts d'urate de soude, d'après M. Virchow, qui causeraient l'inflammation. De même, dans une jointure, les urates se montrent dans les cartilages et les ligaments, tandis que c'est la synoviale qui est le siège de l'inflammation. De là, M. Virchow tire cette conclusion que ce n'est pas la présence des cristaux, mais l'exsudation du liquide, contenant l'*urate de soude en dissolution*, qui agit comme irritant, que ce sont les surfaces en contact avec la sécrétion qui sont enflammées, et non pas tant celles sur lesquelles le dépôt se fixe en dernier lieu.

On voit que la théorie de M. Virchow diffère notablement de l'opinion admise généralement en France, et je ne crois pas que cette théorie soit exacte. Certes, la néphrite interstitielle est une affection commune chez les goutteux; il est

probable, d'autre part, que l'élimination de l'urate de soude
en dissolution exerce une action irritante sur le parenchyme
rénal, mais c'est aller trop loin que de prétendre que les
dépôts uratiques des canalicules n'ont aucune influence sur
le développement des lésions inflammatoires.

Quoi qu'il en soit, la néphrite goutteuse est, dans tous les
cas, sous la dépendance d'une altération du plasma sanguin
d'une modification de qualité ou de quantité de ses principes constituants, et sa pathogénie relève d'un trouble préalable de la nutrition.

§ 4. — ALTÉRATIONS DU REIN DANS LE DIABÈTE SUCRÉ

L'albuminurie existe chez les diabétiques dans la proportion de 43 p. 100 d'après Bouchard ; de 17 p. 100, d'après
Smoler ; de 11 p. 100 d'après Senator ; de 10 p. 100 d'après
Garrod[1]. Le plus souvent cette albumine, ainsi que le
prouvent ses caractères physiques et son peu d'abondance,
l'absence de cylindres dans les sédiments urinaires et l'absence des symptômes propres des néphrites, est due à un
trouble de la nutrition; mais elle peut aussi dépendre de
lésions rénales. L'albuminurie est alors plus abondante,
elle est accompagnée de certains troubles fonctionnels des
néphrites. Déjà Rokitansky, à l'autopsie d'une vingtaine de
diabétiques, avait démontré l'existence de lésions microscopiques des reins : hyperhémie avec foyers de dégénérescence
graisseuse[2].

Ces lésions ont été exposées avec plus de précision par

1. Ch. Bouchard. *Maladies par ralentissement de la nutrition*, p. **203**.
2. Labadie-Lagrave. *Art. cité*, p. **716**.

d'autres observateurs[1]. On trouve tantôt la stéatose des épithéliums, tantôt des abcès du rein, tantôt la néphrite interstitielle, plus souvent la néphrite parenchymateuse, plus fréquemment encore l'hypertrophie simple du rein et enfin des lésions spéciales, plus particulièrement en rapport avec le diabète[2], et dont je parlerai tout à l'heure.

Les abcès sont très rares (Rayer, Griesinger, Leudet). On les a attribués à la fois à la cachexie et à la stimulation incessante du tissu rénal par la sécrétion exagérée d'une urine sucrée. Claude Bernard a observé que les injections sucrées dans les veines pouvaient déterminer chez les lapins des abcès du rein. C'est également la cachexie qu'on a mise en cause dans la production de la stéatose épithéliale.

Relativement aux néphrites, la pathogénie est beaucoup plus complexe. La néphrite interstitielle est assez rare et coïncide généralement avec l'artério-sclérose ; la néphrite parenchymateuse est plus commune. Plusieurs facteurs concourent évidemment au développement de ces néphrites, comme le dit très bien M. Straus. Le fonctionnement exagéré du rein, la polyurie, l'action de l'urine sucrée sur l'épithélium, l'influence même de la glycémie sur les vaisseaux de l'organe, sont autant de conditions dont il faut tenir compte pour expliquer la genèse des lésions rénales dans le diabète. Et si l'on réfléchit que le diabète sucré lui-même n'est que la manifestation d'un état morbide supérieur et préexistant, d'un trouble et d'un ralentissement de la nutrition, suivant la doctrine de M. le professeur Bouchard, on en arrive à conclure que la diathèse dont le

1. Inglessis. Thèse de Paris, 1885.
2. J. Straus. *Lésions du rein dans le diabète sucré*, in *Arch. de physiol.* septembre 1885.

diabète fait partie n'est pas non plus sans influence sur les altérations du rein. Le processus pathogénique de ces altérations rénales, de ces néphrites, est donc avant tout sous la dépendance d'un trouble préalable de la nutrition.

La suractivité de l'organe entre surtout en cause dans l'hypertrophie simple du rein. Cette hypertrophie n'est pas seulement une augmentation de volume totale du rein; elle porte particulièrement aussi sur les éléments sécréteurs, sur les cellules épithéliales des tubes contournés. Ces épithéliums subissent un accroissement notable, sans dégénérescence; leur modification consiste dans une véritable hypertrophie cellulaire, sans désintégration du protaplasma (Cornil et Brault, Inglessis). Cette hypertrophie, ainsi que ses caractères et son siège dans la substance corticale ou secrétante l'indiquent suffisamment, est donc une hypertrophie fonctionnelle; et, ce qui le prouve encore, c'est que l'hypertrophie du rein ne se rencontre pas chez les diabétiques non polyuriques, tandis qu'on la trouve ordinairement dans les polyuries simples sans glycosurie (Claude Bernard, Cruveilhier[1]).

La fréquence et la multiplicité de toutes ces lésions rénales dans le diabète indiquent bien qu'il doit y avoir, entre celui-ci et celles-là, une relation de cause à effet. La subordination des altérations du rein au diabète lui-même est encore plus probable pour d'autres lésions spéciales, dont l'exposé très complet se trouve dans le mémoire de M. Straus.

Ces lésions sont désignées par M. Straus sous les noms de lésion d'Ebstein, et lésion d'Armanni-Ehrlich.

1. Voy. la thèse de M. Inglessis, p. 22.

La lésion d'Ebstein, observée également et décrite par
M. Straus, ne s'observe que dans un certain nombre d'autopsies de diabétiques. Elle est caractérisée par une nécrose
de l'épithélium des tubes contournés et même parfois des
tubes droits des rayons médullaires (Straus), qui se rapproche beaucoup de la nécrose de coagulation de Weigert. Cette lésion n'affecte d'ailleurs pas tous les tubes.
Dans les tubes malades, le protoplasma des cellules épithéliales est transformé en une masse irrégulièrement granuleuse, dont le noyau a disparu ou ne se colore plus par
les réactifs appropriés. La cause de cette altération est
peut-être dans l'action nuisible exercée par l'urine sucrée
sur l'épithélium rénal; mais rien ne le démontre d'une
façon certaine.

L'autre lésion est plus complexe; elle a été décrite sous
des noms différents par M. Armanni, qui l'a observée le premier, par M. Ebstein, par M. Ferraro et, d'autre part, par
M. Ehrlich. M. Straus a montré que la lésion d'Armanni et
celle d'Ehrlich étaient identiques, bien que se présentant
sous un aspect différent. L'altération épithéliale décrite par
M. Armanni est une dégénérescence hyaline, que M. le professeur Cantani attribue à l'hydropisie des épithéliums et
peut-être aussi à l'action irritante du sucre, et que M. Ferraro considère comme une dégénérescence nécrotique du
protoplasma, résultant surtout du trouble apporté à la nutrition des épithéliums par les altérations de structure des
parois des vaisseaux. La lésion d'Armanni consiste dans
la transformation des cellules en grosses vésicules claires,
transparentes, à protoplasma homogène, dont les parois
sont épaisses et bien distinctes, et dont le noyau se colore
vivement et facilement par les réactifs. Or, cette lésion n'est

pas différente de l'infiltration glycogénique de l'épithélium, décrite par M. Ehrlich[1] ; mais « elle se présente histologiquement sous deux aspects, suivant les réactifs employés : par les réactifs ordinaires elle apparaît comme une métamorphose hyaline ou vitreuse (Armanni) ; par l'emploi de la gomme iodée, les mêmes cellules se montrent infiltrées de glycogène : c'est l'altération découverte par M. Ehrlich » (Straus).

La lésion d'Armanni-Ehrlich porte exclusivement sur la zone limitante, où, d'après M. Straus, elle frappe les tubes droits (tant larges que grêles) de Henle et peut-être aussi quelques tubes collecteurs. Elle est fréquente, bien que non constante, dans le diabète sucré ; mais elle est tout à fait caractéristique de cette maladie et n'existe pas en dehors d'elle (Straus).

Quant à la pathogénie de cette lésion, Ehrlich pensait qu'il s'agissait d'une résorption du sucre de l'urine par les cellules épithéliales et d'une transformation de ce sucre en glycogène. Il est bien plus probable, ainsi que l'admet M. Straus, en raison de la localisation si précise de la lésion dans la zone limitante, autour des vaisseaux si nombreux dans cette région, que l'infiltration glycogène se fait par osmose du sucre des vaisseaux dans les épithéliums, par un mécanisme contraire à celui que supposait M. Ehrlich.

En somme, on voit combien la pathogénie des altérations rénales dans le diabète est encore discutée ; néanmoins, en considérant toutes ces lésions dans leur ensemble, on peut admettre que les deux causes directes qui les engendrent le plus souvent sont, d'une part, l'irritation des cellules par le sucre, d'autre part, l'irritation des éléments du rein par

---

1. Pour les détails de la technique histologique, je ne puis mieux faire que de renvoyer au travail de M. Straus.

le fonctionnement exagéré qui résulte de la polyurie. Mais
au-dessus de cette double influence il faut reconnaître également le rôle pathogénique essentiel de la diathèse et celui
de la cachexie, à laquelle le diabète aboutit si souvent.

§ 5. — Pathogénie du mal de Bright

Après que Bright (1827) eut découvert les relations des
hydropisies et de l'albuminurie avec certaines altérations
rénales, les lésions et les formes de la maladie qui porte
encore son nom furent l'objet de nombreux travaux. On
chercha même à rattacher au mal de Bright la plupart des
lésions inflammatoires et dégénératives du rein, et les ana-
tomo-pathologistes en France et à l'étranger, Rayer, Virchow, Frerichs, Reinhardt, etc., en vinrent à considérer
même la néphrite aiguë comme le premier stade du processus chronique. Plus tard on reconnut qu'en réalité le mal
de Bright renfermait des états morbides bien différents, que
tantôt la lésion affectait les épithéliums, tantôt le tissu
interstitiel, et qu'il y avait plusieurs formes de la maladie
(Charcot) ; la doctrine de l'unicité était renversée. Puis
d'autres observateurs, Beer, Traube, Klebs, Biermer,
Wagner, Kelsch, en vinrent à ne plus admettre comme
néphrite que la néphrite interstitielle ; et enfin, aujourd'hui,
des examens histologiques plus précis ont montré que, le
plus souvent, l'altération portait à la fois sur les épithéliums et sur le tissu conjonctif : ainsi s'est établie la théorie des néphrites diffuses (Rosenstein) ou des néphrites
mixtes.

Ce que l'anatomie pathologique, l'observation clinique
et la pathologie expérimentale ont bien montré également,

c'est qu'il fallait distraire de la maladie de Bright la plupart des processus aigus confondus autrefois sous la dénomination commune de *néphrites parenchymateuses aiguës*. Et, en effet, on sait maintenant que toutes ces néphrites aiguës, habituellement diffuses, ont une étiologie et une pathogénie bien différentes suivant les cas; que certaines notamment sont infectieuses, que d'autres sont toxiques, comme on l'a vu plus haut. Quelle que soit la similitude des lésions dans toutes ces inflammations rénales, il est important d'établir la distinction des formes et des variétés, d'après les causes et d'après la pathogénie. Or, cette distinction je l'ai déjà faite ; j'ai recherché quelle pouvait être la pathogénie de toutes ces néphrites aiguës ; et c'est pourquoi je n'ai en vue maintenant que les formes chroniques du mal de Bright.

Malheureusement, si les nombreux travaux qui ont été publiés sur la maladie de Bright nous ont éclairé sur ses lésions, sur ses formes anatomiques et cliniques, sa pathogénie est loin d'être aussi bien élucidée.

Je n'ai pas à entrer dans le détail des formes anatomiques. Quelle que soit la complexité des lésions (lésions épithéliales et lésions conjonctives), il y a cependant deux types bien caractérisés de mal de Bright : le *gros rein blanc* (*large white kidney*, de Wilks) et le *rein contracté* (*chronic Bright diseases with contracted kidney*). Dans le premier, ce sont les lésions épithéliales qui prédominent; dans le second, ce sont les interstitielles.

Gros rein blanc. — La *pathogénie du gros rein blanc* est certainement la partie la plus obscure de l'histoire des néphrites. De fait, cette pathogénie est sans doute complexe, et les lésions du gros rein blanc (néphrite parenchymateuse ou épithéliale, néphrite diffuse chronique) sont peut-être sous la dépendance d'états morbides fort différents, suivant les cas ; tant il est vrai que les altérations anatomiques ne suffisent pas pour caractériser une maladie.

Dans un certain nombre de cas, ces lésions paraissent n'être que le *reliquat d'une maladie infectieuse antérieure*, soit que la néphrite aiguë passe peu à peu à l'état chronique, par une sorte d'infection rénale latente [1], soit que l'agent infectieux détermine par lui-même et par sa persistance dans l'économie, au bout d'un temps plus ou moins long, une irritation du rein, ou qu'il engendre secondairement des altérations humorales, capables de produire une néphrite à évolution chronique. Le premier processus pathogénique semble réalisé dans certains cas de scarlatine, par exemple, bien que le fait soit rare [2], le second pourrait expliquer les néphrites tardives de la syphilis ou le mal de Bright des tuberculeux ; c'est peut-être aussi par ce procédé que se développerait la néphrite parenchymateuse, que Bartels dit avoir observée si souvent à la suite de l'impaludisme.

Ce ne sont pas là, toutefois, les causes les plus habituelles de la maladie de Bright. Mais l'irritation du filtre rénal n'est pas seulement provoquée par les microbes et par les poisons, comme on l'a vu précédemment ; elle peut être produite par une altération du plasma sanguin. L'existence primitive d'une dyscrasie, de quelque nature qu'elle soit, domine en effet la pathogénie du mal de Bright. Toute modification de la constitution normale du sang, dit M. le professeur Lépine [3], que ce soit une altération qualitative

---

1. Ch. Bouchard, *Néphrites infectieuses*, in *Revue de médecine*, 1881, p. 677.
2. M. le professeur Bouchard a observé le gros rein blanc à la suite de la néphrite infectieuse de la fièvre puerpérale et du pseudo-rhumatisme.
3. Lépine, *Préface à la traduction française de Bartels.*

de l'albumine du sérum, ou, peut-être, une proportion surabondante des matériaux albuminoïdes, d'après la théorie de Gubler, ou l'excès de certains principes non albuminoïdes du sang, tous ces troubles humoraux peuvent avoir la néphrite pour conséquence, car ils déterminent des lésions d'élimination et une irritation du rein. Il serait superflu de démontrer aujourd'hui que la maladie de Bright n'est pas une maladie locale des reins; elle est d'abord générale avant d'être locale (Gull), et, si l'émonctoire, si l'organe dépurateur devient malade, c'est que l'économie tout entière est atteinte (Lépine).

Mais, cette altération générale, préalable, de la crase sanguine étant admise, la difficulté commence quand il s'agit de déterminer sa nature. C'est une opinion très ancienne déjà que, dans la maladie de Bright, la cause de l'albuminurie doit être cherchée, non dans une lésion rénale primitive ni dans des troubles circulatoires, mais dans une altération moléculaire préalable des principes albuminoïdes du sang[1]. Cette albumine modifiée, altérée, non assimilable, serait rejetée par le rein, comme un corps étranger. La lésion rénale serait alors non pas initiale, mais secondaire, et résulterait, au bout d'un certain temps, de la persistance de la dyscrasie. Cette théorie, déjà formulée par Canstatt (1845), adoptée par Valentin, par Graves, admise momentanément par Bright lui-même[2], est défendue depuis trente-cinq ans, avec une ardeur peu commune, par M. le professeur Semmola (de Naples)[3].

1. Charcot, *Leçons sur les conditions pathogéniques de l'albuminurie, recueillies par Brissaud*, in *Progrès medical*, 1881, n° 4, p. 56.
2. Voy. la thèse de M. Jaccoud, *Conditions pathogéniques de l'albuminurie*, 1860. Voy. également Dieulafoy, *Manuel de pathologie*, t. II, p. 351.
3. J'ai entre les mains le résumé des recherches et des travaux de M. le professeur Semmola, fait par l'auteur lui-même et communiqué par lui à M. Labadie-Lagrave.

Une des premières expériences de M. Semmola est relative à l'influence de l'alimentation sur l'albuminurie. M. Semmola a prouvé en 1850[1] que, chez les brightiques, la quantité d'albumine émise avec les urines dans les vingt-quatre heures se trouve dans un rapport constant avec la qualité de l'alimentation. Avec le régime exclusif de viande, l'albuminurie devient quatre fois plus abondante que sous l'influence d'un régime presque complètement non azoté (lard et pommes de terre). Le fait a été confirmé récemment par M. Senator[2]. Les autres principales expériences du professeur de Naples sont les suivantes :

1° Ayant injecté comparativement, à des chiens, le sérum de malades brightiques aigus, pendant la maladie et après leur guérison, M. Semmola dit avoir observé que, dans le premier cas, l'injection déterminait de l'albuminurie, et qu'elle n'en donnait pas dans le second, preuve de la diffusibilité pathologique des albuminoïdes modifiés de la maladie de Bright.

2° Les injections sous-cutanées de blanc d'œuf produisent toujours l'albuminurie, et, en injectant à un chien un gramme par jour d'albumine pour 1 kilogramme du poids de l'animal, on obtiendrait, au bout d'un mois ou de quarante jours au plus, de *vrais gros reins blancs*. Cette expérience, si elle vient à être confirmée, sera absolument démonstrative.

M. Semmola conclut de ses expériences et de ses observations cliniques, que la maladie de Bright est une maladie générale, une dystrophie caractérisée par une altération

---

1. *Rendi-Conto della R. Academia di medicina di Napoli*, 1850.
2. Senator, *Die Albuminurie*, Berlin, 1882. — M. Semmola se plaint vivement de ce que l'auteur allemand ne l'ait même pas cité dans son travail.

chimico-moléculaire spéciale des albuminoïdes du sang. Cette altération rend les albuminoïdes inassimilables et diffusibles; M. Semmola aurait constaté dans la maladie de Bright, outre l'albuminurie, des filtrations albumineuses par toutes les sécrétions; il a trouvé l'albumine dans la sueur, dans la bile, dans la salive[1].

Je crois que, dans l'état actuel de nos connaissances, on ne peut accepter sans réserve les conclusions de M. Semmola; néanmoins, quelle que soit la nature de la dyscrasie productrice de l'albuminurie, la théorie hématogène du mal de Bright possède en sa faveur de nombreux arguments. Je rappellerai seulement les expériences de M. Mialhe, de M. Pavy, de M. Calmettes, de M. Runeberg, qui prouvent que l'injection de matières albuminoïdes, étrangères à l'économie, détermine l'élimination, au moins partielle, de ces substances par l'urine[2]. La constitution des albumines du sang, et particulièrement des albumines anormales, est encore trop peu connue pour permettre de formuler aujourd'hui des conclusions précises ; cependant, les expériences de M. Stokvis, les recherches de chimie biologique de M. le professeur Lépine et de ses élèves, de MM. Estelle et Faveret, de M. Dauvé, etc. , recherches relatives aux différences qui distinguent entre elles les albumines

---

1. Voy. dernier mémoire de M. Semmola dans les *Archives de physiologie,* 1884, p. 287. M. Semmola paraît ignorer que la présence de l'albumine dans la salive, la sueur et la bile n'est pas particulière à la maladie de Bright. — V. le récent mémoire de M. *Dockmann. — Arch. de physiol.,* février 1886, p. 191.

2. Lépine. Notes à Bartels, p. 586 et suiv.

3. Voy. les mémoires de M. le professeur Lépine dans la *Revue de médecine,* 1882, et de plus :

Estelle, Thèse de Lyon, 1880.

Faveret, Thèse de Lyon, 1882.

Dauvé, Thèse de Lyon, 1880.

Birat, Thèse de Montpellier, 1874.

du sang, celles du sang et celles de l'urine, celles du sang et de l'urine et les albumines alimentaires, relatives également aux différences de diffusibilité des albumines normales et des albumines anormales, tous ces travaux viennent à l'appui de la théorie hématogène de la maladie de Bright. Peut-être aussi faut-il tenir compte dans cette pathogénie de l'hyperalbuminose de Gubler, de l'accroissement temporaire de la proportion d'albumine du sang. Je ne puis, d'ailleurs, que mentionner ces recherches, qui ont trait plutôt à la pathogénie de l'albuminurie qu'à celle du mal de Bright lui-même.

Il est probable aussi que le problème est encore plus complexe; car non seulement les modifications des albuminoïdes du sang, mais encore les modifications de ses matériaux non albuminoïdes peuvent produire ou faciliter l'albuminurie. Il est démontré que l'excès de certains principes, et, par exemple, l'augmentation de la proportion des substances salines, augmente la proportion de l'albumine filtrée (Hoppe-Seyler, Nasse, Lépine [1]).

Est-ce là toute la pathogénie du mal de Bright, et la dyscrasie, qui donne naissance au gros rein blanc, ne peut-elle tenir à d'autres causes? Si l'on considère l'influence considérable qu'exerce sur le rein l'élimination des substances toxiques, on arrive à penser que, à côté des cas dans lesquels les poisons sont absorbés en assez grande quantité pour provoquer les symptômes propres d'une intoxication, il peut en exister d'autres où l'intoxication est, pour ainsi dire, latente. Dans les conditions où nous vivons, le poison nous envahit de toutes parts; il pénètre dans notre organisme avec les substances alimentaires falsifiées, avec les

---

1. Lépine. *Additions à Bartels*, p. 593.

boissons frelatées[1]. Si les matières toxiques, ingérées de la
sorte, ne sont pas assez abondantes pour produire l'empoisonnement proprement dit, elles le sont assez pour vicier
néanmoins la composition du sang. Ce poison à doses mi-
nimes est éliminé incessamment par le rein; il n'est pas
invraisemblable de supposer que cette élimination peut à
la longue irriter les éléments de l'organe, et que la persistance indéfinie de la même altération du plasma sanguin
peut provoquer une néphrite chronique, comparable, au
point de vue pathogénique, aux véritables néphrites
toxiques; avec cette différence cependant que, ici, le processus anatomique est silencieux et latent, comme la cause qui
lui donne naissance. C'est peut-être de cette façon qu'agit
l'alcool, et la stéatose ou les autres lésions qu'il provoque
sont sans doute imputables à la falsification de l'alcool,
aussi bien qu'à l'alcool lui-même.

Il n'est même pas besoin de chercher en dehors de notre
organisme les causes d'une intoxication journalière.
Sans parler des ptomaïnes, produites par les fermentations
du tube digestif, et dont j'ai déjà signalé l'action possible
sur le rein, à propos des néphrites toxiques, les récents
travaux de M. le professeur A. Gautier[2] nous ont appris
que la cellule animale vivante pouvait donner naissance à
des alcaloïdes toxiques, analogues aux ptomaïnes de la pu-
tréfaction, et auxquels il a donné le nom de *leucomaïnes*.
Or, ces leucomaïnes sont des poisons comme les autres;
nous ne connaissons pas les circonstances qui favorisent
leur genèse, les états particuliers de l'organisme dans les-

1. Communication oracle de M. le professeur Bouchard.
2. *Bull. de l'Académie de médecine.* — Séances du 19 janvier, du 2 et du
9 février 1886.

quels elles naissent plus facilement; peut-être leur production est-elle plus abondante dans les cachexies, ou bien leur défaut d'oxydation et de combustion qui résulte de la diminution de l'hémoglobine, liée à l'anémie globulaire, est-il dans ce cas la cause de leur accumulation dans le sang. Quoi qu'il en soit, il est permis de supposer que les néphrites chroniques, si fréquentes dans les cachexies, de quelque nature qu'elles soient, sont provoquées par la présence dans le sang de ces leucomaïnes, et par l'irritation rénale qu'elles déterminent.

Ce serait donc une erreur de croire que la dyscrasie productrice du mal de Bright est une et identique dans tous les cas; les conditions qui peuvent lui donner naissance sont certainement multiples, elles peuvent même s'associer de sorte que, en réalité, le gros rein blanc n'est pas une maladie, c'est une lésion qui peut reconnaître des causes bien différentes.

Sclérose et atrophie du rein. — A côté des cas dans lesquels les lésions interstitielles compliquent les lésions épithéliales (néphrites parenchymateuses ou diffuses), soit qu'elles les accompagnent, soit qu'elles leur succèdent, il en est d'autres où ces lésions interstitielles paraissent primitives, ou, au moins, tellement prédominantes qu'elles constituent une variété spéciale de sclérose rénale.

Cette sclérose rénale a été attribuée par beaucoup d'auteurs à des lésions du système artériel; on en a fait une cirrhose du rein d'origine vasculaire, et on l'a considérée comme une conséquence de l'athérome généralisé. Cette notion pathogénique a été développée jadis par Gull et Sutton[1], qui ont décrit dans les parois des artérioles une forma-

___

1. W. L. Gull and H.-G. Sutton. *Chronic Bright's diseases with contracted kidney,* in *Medico Chirurg. Trans.,* London, 1872, t. LV, p. 273.

tion fibroide (*hyalin fibroïd formation*) donnant naissance à ce qu'ils ont appelé l'artério-fibrose (*arterio capillary fibrosis*). Gull et Sutton ont montré que le processus initial de la néphrite interstitielle était la lésion artérielle, contrairement à l'opinion exprimée par Johnson[1] qui pensait que l'altération épithéliale était primitive, que sous l'influence de la dégénérescence du rein, le sang était vicié par les *excreta* urinaires, incomplètement éliminés, que devant cette pollution du sang, il y avait comme une révolte des vaisseaux, dont la tunique musculaire s'hypertrophiait en même temps que le cœur. D'après Gull et Sutton, la lésion primitive des vaisseaux amène peu à peu une diminution de leur calibre, et c'est de cette irrigation insuffisante que dérivent les troubles de nutrition des éléments du rein ; sous une autre forme, en modifiant, suivant les données actuelles de l'histologie, l'idée qu'il faut se faire de l'artério-fibrose, la théorie de Gull et Sutton est encore vraie. Il suffit de remplacer « formation hyaline » ou « artério-fibrose » par athérome artériel et endo-périartérite.

Sous quelle influence se produit donc la lésion vasculaire, qui paraît tenir, dans certains cas, sous sa dépendance la néphrite interstitielle ? Toutes les causes d'irritation de la tunique interne des vaisseaux ont été incriminées, comme raison d'être de l'endartérite et secondairement de la sclérose rénale. On a accusé surtout l'alcool.

Depuis l'époque où Christison a cherché, pour la première fois, une relation entre l'abus de l'alcool et la lésion conjonctive du rein, la question, longtemps débattue, reste encore dans le doute. L'influence de l'alcool est

---

1. G. Johnson. *Brit. Med. Journal*, 1870, 16 avril, p. 381. — *Id.* in *Medico-Chirurg. Transact.*, 1868, t. LI, p. 62.

admise par Johnson et Grainger-Stewart, repoussée par Dickinson et par M. Lancereaux.

Les statistiques de Dickinson n'ont pas grande valeur ; en effet, elles ont trait à des hommes qui succombaient à des attaques de *delirium tremens* et à l'autopsie desquels on ne trouvait pas d'altération scléreuse des reins. Or, dans ces cas, l'intoxication par l'alcool était de date trop récente, pour qu'elle ait eu le temps de produire cette irritation sourde et lente, qui semble être la raison pathogénique de l'artério-sclérose du rein.

Du reste, il est évident que le mode même d'absorption de l'alcool empêche que son action nocive soit aussi prononcée sur le rein qu'elle l'est par exemple sur les espaces conjonctifs du foie. L'alcool absorbé dans l'estomac et dans l'intestin passe dans le système porte qu'il irrite directement ; mais de là, il se dirige immédiatement vers le poumon, où il est en grande partie exhalé par la surface respiratoire. C'est donc faire abus de langage que de comparer, comme deux lésions adéquates, la cirrhose du rein à la cirrhose hépatique. La faible quantité d'alcool ou de dérivés de l'alcool qui échappe à la fonction éliminatrice du poumon peut, il est vrai, irriter les artères rénales, mais assurément dans une mesure assez faible et qui reste encore à déterminer.

L'alcool, dit M. Lancereaux, exerce sur le rein la même action que sur le reste de l'organisme : il y produit la stéatose. Il peut encore agir d'une autre façon, non pas comme alcool, mais comme quantité de boisson ingérée. Le surcroît de travail imposé au rein, par une élimination excessive, est alors une cause de néphrite interstitielle, en dehors de toute artério-sclérose ; telle est l'opinion de M. le professeur Potain.

Je ne crois pas devoir discuter l'influence du rhumatisme chronique sur l'altération vasculaire des reins, car il est probable que la coexistence si commune des arthrites déformantes et de l'athérome tient moins à une relation de cause à effet qu'à une communauté d'origine.

Quant à la syphilis dont l'action est encore discutée, il est possible qu'elle tienne sous sa dépendance un certain nombre de néphrites interstitielles.

On voit combien sont obscures les notions pathogéniques, et nous n'avons parlé que des principales, qui ont été mises en avant pour expliquer l'artérite chronique à détermination rénale.

On est encore forcé de faire intervenir ici l'idée vague mais nécessaire de la diathèse. Ces malades que nous voyons, à un âge relativement avancé, porteurs d'une néphrite interstitielle avec athérome, appartiennent à la famille pathologique dont les caractères ont été mis en lumière par M. le professeur Bouchard. Chez leurs ascendants on retrouve, par l'interrogatoire, quelques-unes au moins des manifestations cliniques de la *bradytrophie;* eux-mêmes ont été sujets, dès leur jeunesse, aux épistaxis, aux migraines, à l'acné, aux angines à répétition. Ils ont souffert des désordres dynamiques de la maladie dont ils portent maintenant les traces matérielles. Ils sont en même temps sujets aux fluxions hémorrhoïdaires, aux poussées eczémateuses. Leurs membres inférieurs sont le siège de troubles trophiques multiples : varices, amincissement de la peau avec pigmentation, altérations des ongles, craquements articulaires, ostéophytes.

Bien qu'on admette généralement que l'athérome, « cette rouille de la vie », suivant l'expression pittoresque de M. le professeur Peter, soit réservé à l'âge avancé [1], il n'en est pas moins probable que le temps ne suffit pas à lui seul pour produire la dystrophie vasculaire, dont nous étudions en ce moment les effets sur le rein. Il n'est pas rare de rencontrer des vieillards qui montrent à l'autopsie l'intégrité de leur système artériel, et les cas ne se comptent plus où l'on a trouvé l'endartérite généralisée chez des sujets jeunes mais fortement entachés de prédisposition héréditaire.

Quoi qu'il en soit, il est au moins certain que la néphrite scléreuse, si elle est fonction d'une diathèse, en constitue une manifestation tardive. Je n'en veux pour preuve que le rein sénile dont l'origine artérielle a été admise par un certain nombre d'auteurs. Les recherches de M. Lancereaux, vulgarisées dans son article du *Dictionnaire encyclopédique* [2] et dans la thèse de M. Henouille [3], celles de M. Demange [4] et de son élève M. Sadler [5], le travail de M. Lemoine [6], la thèse de M. Rendu [7], semblent établir la possibilité de cette origine.

Mais récemment M. Ballet [8] s'est efforcé de montrer qu'il convenait de distraire l'étude du rein sénile du groupe des cirrhoses vasculaires, pour le rattacher aux cirrhoses épithéliales. M. Ballet, croyant justement qu'on ne vieillit pas seulement par ses artères, mais par tous les éléments constitutifs de son organisme, se fonde pour étayer son opinion

1. On a l'âge de ses artères, disait Cazalis.
2. Lancereaux. Art. REIN, in *Dict. encycl. des sciences méd.*, 1875, p. 195.
3. Henouille. *De la néphrite interstitielle dans ses rapports avec les lésions athéromateuses des artères*, Th. Paris, 1879.
4. Demange. *Du rein sénile*, in *Revue médicale de l'Est*, novembre et décembre 1876.
5. Sadler. *Du Rein sénile*, Th. Nancy, 1879.
6. Lemoine. *Sur le rein sénile*, Th. Paris, 1876.
7. Rendu. Th. Agr., 1878, p. 70.
8. Ballet. *Contr. à l'étude du rein sénile*, in *Revue de méd.*, 1881, p. 221.

7

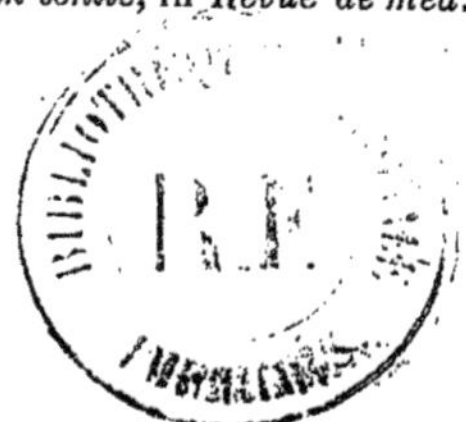

sur des considérations anatomo-pathologiques. Contrairement à la description de ses devanciers, qui montraient le processus scléreux débutant à la périphérie du lobule rénal au niveau des glomérules, pour s'étendre ensuite à travers les espaces intertubulaires jusqu'à la colonne médullaire centrale, M. Ballet a prouvé que le processus d'irritation conjonctive pouvait se localiser primitivement autour des tubes. D'après lui, un îlot scléreux occuperait le centre du lobule et serait relié au glomérule fibreux par des tractus conjonctifs intertubulaires; la lésion serait précédée de la transformation de l'épithélium glandulaire. Je dois dire cependant que, depuis ce travail, les préparations histologiques, étudiées par M. Duplaix[1] et par M. Launois[2], semblent venir à l'appui de la théorie artérielle du rein sénile. MM. Cornil et Brault[3] se refusent également à admettre sans contestation que le rein sénile puisse avoir une origine glandulaire.

Je reviendrai sur l'origine épithéliale de certaines scléroses rénales, mais, pour ne pas sortir actuellemement de l'étude pathogénique des cirrhoses vasculaires, il faut examiner maintenant par quel mécanisme la lésion artérielle donne lieu à la sclérose rénale. On est tenté d'admettre au premier abord que l'altération scléreuse est purement une lésion de voisinage; les préparations de M. Lemoine montrent le bouquet glomérulaire primitivement envahi, et la transformation conjonctive s'étendant progressivement, de là, au tissu voisin. De même, M. Duplaix nous montre des coupes où des îlots scléreux sont uniquement localisés au

---

1. J.-B. Duplaix. *Contrib. à l'étude de la sclérose*, Th. Paris, 1883.
2. Launois. *De l'appareil urinaire des vieillards*, Th. Paris, 1885, p. 24.
3. Cornil et Brault. *Étude sur la pathologie du rein*, Paris, 1884, p. 24.

pourtour de l'artériole malade; çà et là, au sein du parenchyme rénal en apparence normal, s'observent de petites plaques fibreuses offrant à leur centre la lumière d'un vaisseau artériel. Dans ces cas, par conséquent, la péri-artérite paraît jouer le rôle principal et on a véritablement affaire à une lésion purement circumvasculaire.

Dans une série de mémoires récents, M. H. Martin[1] semble plutôt disposé à faire intervenir comme facteur essentiel l'endartérite oblitérante. Les conclusions de cet auteur s'appliquent au rein, en même temps qu'à tous les viscères qui peuvent subir des dégénérescences scléreuses, du fait de l'athérome généralisé.

M. H. Martin ne nie pas que la péri-artérite ait dans beaucoup de cas une influence considérable. Cependant, il fait remarquer[2] que, dans les cas mêmes où la péri-artérite paraît dominer au niveau du labyrinthe, on peut chercher et trouver « l'endartérite sur des vaisseaux d'ordre plus élevé, de calibre plus considérable; il faut que la coupe comprenne le sommet même d'une pyramide, et sur la grosse artériole qui avoisine cette extrémité mamelonnée du cône urinaire, on trouvera l'altération vasculaire qui tient sous sa dépendance les lésions dystrophiques de toutes les pyramides et de la zone correspondante de substance corticale ». Il est de fait que sur certaines coupes de rein sclérosé, les lésions conjonctives ne paraissent pas affecter au premier abord un rapport immédiat de contiguïté avec les artérioles; celles-ci, cependant, sont atteintes d'endar-

---

1. H. Martin. *Recherches sur la nature et la pathogénie des lésions viscérales consécutives à l'endartérite oblitérante progressive*, in *Revue de méd.*, 1881.

Id. *Considérations générales sur la pathogénie des scléroses dystrophiques consécutives à l'endartérite oblitérante progressive*, in *Revue de méd.*, janvier 1886.

2. H. Martin. *Revue de médecine*, 1886, p. 16.

térite; leur calibre est rétréci. D'autre part, sur ces mêmes coupes, on ne voit pas trace de processus inflammatoire subaigu : point d'amas de cellules embryonnaires; aucune infiltration d'éléments jeunes. On est alors tenté d'admettre que les éléments du tissu interstitiel adulte se sont formés avec une extrême lenteur, pour ainsi dire un à un, et on a une tendance naturelle à donner à un pareil processus le nom de dystrophie plutôt que celui d'inflammation.

A ce propos, je suis amené à retracer ici, avec quelques développements, l'histoire d'une autre sclérose rénale, évidemment de nature dystrophique et reconnaissant également une origine artérielle; je veux parler de la *néphrite interstitielle liée à l'étroitesse congénitale des artères.*

Cette question ne semble pas avoir nettement attiré jusqu'ici l'attention des auteurs, qui se sont le mieux occupés de la pathologie rénale. Ainsi dans les monographies récentes qui résument le plus complètement l'état de la science sur les maladies des reins, nous ne voyons pas qu'il en soit fait mention. M. Labadie-Lagrave, dans la monographie que j'ai plusieurs fois citée, n'en parle pas, il se borne à noter les statistiques de Gull et Sutton qui considéraient la néphrite interstitielle du jeune âge comme extrêmement rare, et celles moins exclusives de Bartels et Dickinson. Si l'on ouvre le *Traité* de Rayer à l'article « *Atrophie des reins*[1] », il semble que l'auteur ait entrevu des faits de ce genre. Rayer rapporte l'observation d'une malade dont l'autopsie donna les résultats suivants : « Le diamètre de l'artère rénale du côté droit était d'un tiers plus considérable que celui de l'artère rénale du côté gauche. Le rein droit pesait six onces et le rein gauche deux onces, de sorte que la

____

1. Rayer (*Traité* de), Paris, 1841, t. III, p. 466.

différence entre les poids des deux reins était plus considérable encore que celle qu'on observait entre les calibres des deux artères aurait pu le faire supposer. »

Mais il faut recourir au travail de M. Lancereaux pour avoir quelques notions précises sur cet ordre de faits : « On remarque, dit cet auteur [1], chez quelques malades, un rétrécissement congénital de l'aorte et du système artériel, qui tout d'abord se traduit par des phénomènes de chlorose et plus tard par une albuminurie avec néphrite scléreuse atrophique. » Pour M. Lancereaux [2] la lésion paraît se développer uniquement sous l'influence de la tension exagérée du sang dans le système artériel. Cet auteur rapporte à l'appui de son opinion quatre observations; M. Besançon m'en a communiqué une nouvelle, provenant également du service de M. Lancereaux, et dans laquelle une néphrite interstitielle, développée chez un garçon de vingt ans, paraît nettement sous la dépendance d'une étroitesse congénitale du système artériel.

Le rôle des lésions vasculaires dans la pathogénie de certaines scléroses rénales est donc probable, incontestable, si l'on veut, mais la majorité des néphrites interstitielles, d'après M. le professeur Charcot, reconnaît une autre origine et le processus de ces néphrites est celui des *cirrhoses épithéliales*. J'ai déjà dit que c'était à une semblable pathogénie que M. Ballet rapportait le rein sénile.

M. Charcot a montré que, dans la cirrhose rénale de l'homme, la lésion artérielle pouvait faire parfois complètement défaut [3]. D'après lui, ce sont les canalicules urini-

1. Lancereaux, Art. REIN du *Dict. encyclop.*, p. 216.
2. *Eod. loco*, p. 209.
3. Charcot. *Revue de médecine*, 1881, p. 509 et suiv.

fères qui forment le support de la végétation conjonctive. Le *fait primitif est l'altération irritative des épithéliums,* qui se traduit anatomiquement par le retour des cellules à l'état embryonnaire; le fait consécutif est la lésion conjonctive interstitielle, qui est attachée, en quelque sorte, au parcours des conduits urinifères, respectant les tubes demeurés sains. Quant à l'altération des artérioles, elle ne diffère pas de l'artérite oblitérante, telle qu'on l'observe dans tous les organes où il y a végétation du tissu conjonctif interstitiel suivant le mode chronique. En d'autres termes, les mêmes influences pathogéniques qui agiraient par irritation des vaisseaux, dans la théorie artérielle de la néphrite interstitielle, agissent ici par irritation épithéliale; et c'est en réalité le cas le plus fréquent. La sclérose rénale primitive se trouve ainsi rapprochée, au point de vue du processus anatomique, de la néphrite saturnine et de la cirrhose consécutive à la ligature de l'uretère.

Dégénérescence amyloïde. — La dégénérescence amyloïde complique parfois les lésions inflammatoires chroniques ou dégénératives du rein; quelquefois, il est vrai, elle est primitive, mais dans la plupart des cas, elle est liée d'une façon si intime au mal de Bright qu'il m'est impossible de la passer sous silence.

Les conditions étiologiques de la dégénérescence amyloïde sont la syphilis, la tuberculose, les suppurations prolongées [1]. Dickinson [2] attribue à cette dégénérescence une

---

1. Charcot. *Revue de médecine,* 1881 p. 423. — *Progrès médical,* 1874, p. 773. Bartels. *Trad. française,* p. 489.
J. Straus. *Soc. médicale des hôpitaux de Paris,* juin 1881.
2. Cité par M. Charcot. *Progrès médical,* 1874.

origine humorale. D'après lui, le pus est un liquide riche en albumine et en sels alcalins; la continuité de la suppuration a pour effet d'enlever au sang cette albumine et ces sels alcalins. La fibrine devient relativement prédominante, mais est pauvre en alcali, et c'est à cette circonstance que serait due la formation de la matière amyloïde qui, d'après l'auteur, n'est que de la fibrine privée de l'alcali libre normal. C'est de la même façon qu'agirait l'albuminurie. Cette théorie n'est, comme on le voit, qu'une hypothèse, et une hypothèse contestable.

Bartels a remarqué que la dégénérescence amyloïde s'observait de préférence dans les suppurations qui s'accompagnent d'ulcérations, et dans les foyers de suppuration qui communiquent directement ou indirectement avec l'air (ulcères cutanés, particulièrement ulcères de jambes; ulcérations intestinales étendues; cavernes tuberculeuses). Il est porté à penser que la dégénérescence amyloïde est produite par une cause spécifique, par un agent chimique; et il suppose que certaines substances de l'atmosphère, peut-être l'oxygène, peut-être des ferments, concourent à sa formation. Il n'y a qu'un pas à faire pour admettre que la lésion amyloïde est de nature infectieuse, et, de fait, la dégénérescence débute toujours par les parois vasculaires.

§ 6. — LÉSIONS CONSÉCUTIVES A L'ISCHÉMIE ARTÉRIELLE DU REIN

Je n'ai pas l'intention de faire l'histoire des infarctus, qui est en dehors de mon sujet, mais seulement d'indiquer les lésions produites expérimentalement par la ligature temporaire ou le pincement de l'artère rénale; car ces recherches expérimentales peuvent éclairer la pathogénie de certaines altérations épithéliales, et même des lésions conjonctives du rein.

Von Platen[1], par la ligature incomplète ou le rétrécissement de l'artère rénale, et Zielonko[2], par le rétrécissement du calibre de l'aorte, au-dessus de l'origine des artères rénales, ont obtenu la dégénérescence graisseuse des épithéliums des tubes contournés. M. Litten[3] et M. Germont[4] ont procédé autrement; ils oblitéraient complètement l'artère rénale par une ligature, pendant un certain temps, et laissaient ensuite la circulation se rétablir. D'après M. Germont, après une ligature de deux heures, si l'on examine le rein immédiatement, on trouve une injection vasculaire considérable et des cylindres formés de globules sanguins dans les tubes droits. Si, toujours après une ligature de deux heures de durée, on n'examine le rein qu'au bout de vingt-quatre heures, on trouve déjà les épithéliums profondément altérés. « Les cellules des tubes de la substance corticale et de la zone intermédiaire sont gonflées, hyalines, en partie fusionnées, chargées de granulations très réfringentes solubles dans les acides; leurs noyaux ont disparu ou se sont fragmentés. Ces épithéliums se présentent alors sous la forme de cylindres creux, dont la lumière est occupée par un réseau fibrineux à mailles très serrées. *C'est la nécrose de coagulation* des auteurs allemands. » Il n'y a aucune lésion du tissu interstitiel ni des glomérules.

1. *Experimentelles über fettige Degeneration der Nierenepithelien*, in *Virchow's Archiv*, Bd. LXI, 1877.

2. *Uber den Zusammenhang der Veränderung der Aorte und Ekrankund des Nieren-parenchym*, in *Virchow's Archiv*, Bd. LXI, 1874.

3. *Untersuchungen uber den hæmorrhagischen Infarct.*, in *Zeitschrift für klin. Med.*, Bd. I, Heft 1.

4. Germont. *Contribution à l'étude expérimentale des néphrites*, p. 20. Th. de Paris, 1883.

Si, après avoir rétabli la circulation comme ci-dessus, on ne sacrifie les animaux que plusieurs jours après, on voit que les lésions épithéliales se sont encore accentuées, et les cellules finissent par s'incruster de sels calcaires.

MM. Grawitz et Israel [1] ont obtenu des résultats analogues par le pincement de l'artère rénale. Ils ont déterminé ainsi une véritable néphrite épithéliale, caractérisée par la tuméfaction trouble, la dégénérescencc graisseuse et la fusion des cellules, et par la disparition de leur noyau (Germont, *loc. cit.*, p. 24).

Ainsi qu'on l'a fait remarquer, ces faits expérimentaux ne sont pas absolument applicables à la pathologie humaine, car l'oblitération complète, même temporaire, de l'artère rénale est exceptionnelle. Mais ces expériences prouvent néanmoins l'importance des troubles circulatoires dans la pathogénie des néphrites, et peut-être pourrait-on les invoquer pour expliquer certaines altérations nécrobiotiques des épithéliums du rein.

D'autre part, dans une thèse récente, M. Maron [2] dit avoir observé, à la suite de la ligature permanente de l'artère rénale, non seulement des lésions épithéliales, semblables à celles qui ont été décrites ci-dessus, mais encore des lésions irritatives du tissu conjonctif, une véritable néphrite interstitielle, qui débute environ trois jours après l'opération. Cette hyperplasie conjónctive a pour points de départ le tissu conjonctif qui entoure les gros vaisseaux, celui de la région intermédiaire et celui de la capsule; mais elle finit

1. *Experimentelle Untersuchungen über den Zusammenhang zwischen Nierenerkrankung und Herzhypertrophie*, in *Virchow's Archiv*, 1879. Bd. LXXVII, p. 315.
2. Maron. *Des lésions du rein produites par l'oblitération expérimentale de l'artère rénale.* Th. de Paris, 1885.

par envahir la totalité de l'organe, bien qu'étant toujours plus prononcée autour des tubes dont les cellules ont subi la dégénérescence graisseuse.

On voit, par cette nouvelle série d'expériences, que les modifications de la circulation rénale et l'ischémie artérielle du rein peuvent jouer un rôle important, aussi bien dans les lésions irritatives du tissu conjonctif, que dans les altérations régressives de l'épithélium; ces résultats expérimentaux semblent venir à l'appui de la théorie artérielle de la néphrite interstitielle, et fournir un argument en faveur de la pathogénie par artério-sclérose, qui a été soutenue par les auteurs anglais; ils peuvent éclairer également ment le processus des scléroses dystrophiques de MM. Lancereaux et H. Martin [1].

§ 7. — NÉPHRITES PAR STASE VEINEUSE

Le type de la néphrite congestive, par congestion passive, est le *rein cardiaque* [2] (hyperémie veineuse du rein, induration cyanotique de Klebs [3]). Cet état du rein est observé dans les lésions organiques du cœur, particulièrement dans les lésions mitrales et surtout dans le rétrécissement mitral, dans la péricardite chronique avec adhérences (Potain),

1. Lépine. *Notes additionn. au Traité de Bartels*, p. 684.
Lancereaux. Art. REIN, in *Dict. encylop.*, p. 198.
2. Bartels. *Mal. des reins*, trad. française, p. 191.
M. Raynaud. Art. CŒUR, in *Dict. de méd., et chirurgie pratiques*, t. VIII, p. 432.
Cuffer. *Recherches sur le rein cardiaque*, in *France médicale*, 1878.
Labadie-Lagrave. Art. du *Dict. de méd. et de chir. prat.*, p. 736.
Hortolès. *Processus histol. des néphrites*, Paris, 1881.
Germont. Th. de Paris, 1883, p. 42.
Lépine. *Sur l'albuminurie dépendant des modific. de la circulat. rénale*, in *Revue de médecine*, 1882, p. 1070.
3. Klebs. *Handbuch der pathologischen Anatomie*, Berlin, 1870, 3e fasc., p. 631.

dans toutes les affections du poumon qui entravent la circulation pulmonaire : emphysème, sclérose pulmonaire, tuberculose fibreuse, etc. Il faut bien distinguer le rein cardiaque de la néphrite interstitielle, qui n'est pas rare chez les aortiques et chez les athéromateux.

La pathogénie du rein cardiaque doit être rapprochée des lésions qui succèdent à la *thrombose de la veine rénale* et des altérations du rein qu'on observe à la suite de la *ligature* ou de l'*oblitération expérimentale de la veine rénale*. Dans ces trois cas, le mécanisme des lésions est le même, et la pathogénie de ces lésions doit être cherchée dans un trouble local de la nutrition des éléments anatomiques du rein. La pathogénie du rein cardiaque rentre donc dans le groupe des dystrophies élémentaires primitives.

Sous l'influence de l'hyperhémie passive et des troubles de nutrition qui en résultent, les épithéliums présentent des altérations de dégénérescence, en même temps que dans la trame conjonctive se montrent des lésions irritatives. Pour expliquer la production de ces lésions épithéliales et conjonctives, il faut tenir compte non seulement de la stase sanguine, mais encore de la viciation du sang accumulé dans l'organe, sang pauvre en oxygène et saturé d'acide carbonique.

La façon dont les lésions s'établissent dans les divers éléments du rein est assez facile à comprendre. Le processus histologique dérive tout entier de la stase mécanique du sang veineux. L'organe est congestionné, d'une coloration rouge foncé dans ses deux substances ; les étoiles de Verheyen sont gorgées de sang. Souvent l'hyperhémie veineuse passive est telle que le sang s'épanche dans les cavités glomérulaires, par rupture des capillaires ; les tubes contournés sont également remplis de sang (Cornil et Brault[1]) ou renferment quelques exsudations transparentes et hyalines.

Les altérations épithéliales consistent dans la dégénérescence granulo-graisseuse de quelques cellules des tubes contournés; d'autres cellules renferment des granulations pigmentaires, provenant de la matière colorante du sang. Mais la lésion épithéliale principale, conséquence d'une insuffisance de nutrition, est décrite ainsi par MM. Cornil et Brault: le bord libre des cellules est limité par une cuticule striée, qui les fait ressembler aux cellules cylindriques du revêtement intestinal[2]; c'est là, d'ailleurs, on le voit, une altération tout à fait superficielle.

La lésion irritative du tissu conjonctif consiste dans une hyperplasie, qui, dans les cas anciens, donne au rein une consistance dure tout à fait particulière (induration cyanotique de Klebs). Le tissu conjonctif intertubulaire est d'abord infiltré d'éléments embryonnaires, puis ensuite plus dense qu'à l'état normal, épaissi et fibrillaire. D'après Cornil et Brault et beaucoup d'auteurs, cette lésion conjonctive n'aboutit jamais à la néphrite interstitielle. Au contraire, Klebs pense que la congestion passive peut aboutir à la longue à la sclérose rénale. En me fondant sur la pathogénie probable et sur le processus histologique du rein cardiaque, j'avoue que je serais assez tenté d'adopter cette dernière manière de voir, au moins pour les cas dans lesquels l'hyperhémie veineuse a été prolongée assez longtemps.

C'est à une pathogénie analogue à la précédente qu'il faut rapporter les troubles de nutrition des éléments du rein, déterminés par la *thrombose des veines rénales*. Cette affec-

---

1. Cornil et Brault. *Études sur la pathologie du rein*, p. 117 et suivantes.
2. Cornil et Brault, *loc. cit.*, pl. I, fig. 1.

tion, observée dans certains états cachectiques, dans le cancer du rein, dans l'athrepsie (Parrot et Hutinel[1]), etc., a pour conséquence une hyperhémie passive du rein, qui amène également des dégénérations épithéliales, la stéatose des cellules de revêtement des tubes.

L'expérimentation permet de réaliser ce processus histologique de la congestion veineuse, et les résultats obtenus par la *ligature de la veine rénale* sont intimement liés à la pathogénie des néphrites produites par la stase veineuse.

M. Cornil[2], ayant pratiqué la ligature de la veine rénale sur un lapin vivant, a vu immédiatement le rein se tuméfier et rougir. Si on traite par l'acide osmique un fragment de ce rein enlevé quelques minutes après la ligature, on voit, sur des coupes de la substance corticale, outre la congestion générale des capillaires, un exsudat plein de globules rouges dans la capsule des glomérules. La cavité d'un certain nombre de tubes contournés renferme le même liquide coagulé, également rempli de globules sanguins. Ce sont ces coagulations qui, mêlées à l'urine, forment plus bas les cylindres hyalins.

Buschwald et Litten[3] ont fait la même expérience, mais ils ont seulement sacrifié l'animal au bout de quelques jours. Ils ont vu alors que le rein diminuait de volume, s'atrophiait progressivement et subissait les mêmes altérations que dans l'ischémie artérielle, notamment la calcification des glomérules et des tubes contournés. Il n'existe aucune trace de sclérose interstitielle dans les régions calci-

1. Parrot. *L'Athrepsie*, 1877. — Hutinel. Thèse de Paris, 1877.
2. Cornil et Brault. *Loc. cit.*, p. 123.
3. Buchwald et Litten. *Ueber die Structur veränderungen der niere nach Unterbindung ihrer Vene*, in *Virchow's Archiv*, Bd. LXVI.

fiées ; mais on trouve des bandes étroites de tissu sclérosé autour des vaisseaux restés perméables (Germont).

Il faut reconnaître, comme le remarque M. Germont, que l'arrêt brusque et complet de la circulation veineuse, tel qu'il est réalisé par les expériences précédentes, n'est pas absolument comparable à la stase veineuse qui résulte de l'insuffisance cardiaque. Il est préférable, pour se rapprocher des conditions pathogéniques du rein cardiaque, de rétrécir simplement le calibre de la veine rénale, au lieu de l'oblitérer complètement. Il vaudrait encore mieux, suivant l'observation très juste de MM. Cornil et Brault, faire porter la pression sur le système tout entier de la veine cave inférieure, et pratiquer la ligature sur le trajet de ce vaisseau, aussi haut que possible.

Quoi qu'il en soit, *l'oblitération incomplète de la veine rénale* a été pratiquée par Robinson, par Weisgerber et Perls, par Vorhoeve, par Posner, par François (de Montpellier[1]), par Germont et par Senator[2]. Weisgerber et Perls ont observé, à la suite de leur expérience, de l'albuminurie et de l'hématurie. A l'autopsie des animaux ils ont trouvé les reins congestionnés, des infiltrations hémorrhagiques dans le tissu conjonctif interstitiel, les cellules épithéliales tuméfiées et des cylindres dans les tubuli[3]. Dans les mêmes conditions, Senator a observé de l'albuminurie. Germont a trouvé les lésions histologiques suivantes : une congestion intense et généralisée des capillaires et des veines ; la tumé-

---

1. François. *Contrib. à l'étude du rein cardiaque*, Th. de Montpellier, 1881.

2. Germont. *Loc. cit.*, p. 45.

3. Lépine. *Notes addit.* au traité de Bartels p. 596.

Weissgerber und Perls. *Arch. fur experiment. Pathol. und Pharmak*, Bd. VI, 18.6, p. 113.

Sur la formation des cylindres, voir Lépine, *Revue critique*, in *Revue de médecine*, décembre 1882.

faction des cellules épithéliales de la capsule glomérulaire;
les canalicules urinifères dilatés par des cylindres hyalins,
granuleux ou granulo-graisseux, ou par des amas de globules
sanguins altérés; les cellules des tubes aplaties, uniformé-
ment pâles, quelques-unes en voie de dégénérescence graisseuse. A ce degré, les tubes urinifères sont simplement écar-
tés les uns des autres par l'exsudat; il n'y a aucune trace de
prolifération du tissu conjonctif interstitiel. Mais, si l'on at-
tend plus longtemps avant de sacrifier l'animal (au bout d'un
mois environ), on trouve au contraire des lésions de sclérose
très avancées. Le tissu interstitiel est très épaissi, fasciculé,
et la paroi propre des tubes, très épaissie également, se con-
fond avec le tissu conjonctif ambiant. En même temps, toutes
les cellules épithéliales ont subi la régression nucléaire.

En somme, on voit que l'oblitération incomplète de la
veine rénale a pour conséquence la production d'une néphrite secondaire, portant à la fois sur les épithéliums du
rein et sur le tissu interstitiel, néphrite analogue au
rein cardiaque. Quelles que soient les différences pathogéniques qui distinguent ces lésions expérimentales des altérations déterminées, en pathologie humaine, par la stase
veineuse rénale d'origine cardiaque, les deux ordres de faits
sont néanmoins comparables, puisqu'il s'agit dans les deux
cas de lésions produites par des troubles mécaniques [1].

1. Cf. Cornil et Brault. *Loc. cit.*, p. 131.

§ 8. — NÉPHRITES CONGESTIVES

Sous cette dénomination[1] je comprends les néphrites qui sont sous la dépendance d'une fluxion réflexe, et qui reconnaissent pour mode pathogénique les réactions nerveuses. Ce sont principalement la néphrite *a frigore* et les néphrites provoquées par les excitations cutanées, l'irritation nerveuse périphérique agissant par voie réflexe sur le rein[2].

Le rôle important des troubles de l'innervation vaso-motrice et des actions névro-trophiques dans la pathologie rénale a été établi par la physiologie. Von Wittich a constaté que la section des vaso-moteurs du rein produisait l'albuminurie et la dégénérescence de la glande[3]. Muller, Cl. Bernard, A. Moreau ont fait des expériences analogues ; ils ont vu notamment que la destruction des nerfs du rein amenait très rapidement la mort, précédée d'albuminurie. D'après Bernard, cette opération pervertit complètement la nutrition rénale « au point que, dans un court espace de temps, le rein s'altère et se décompose ». M. Vulpian a déterminé la congestion du rein par la section du grand splanchnique chez le chien. Longet rapporte une observation ancienne de Bellingeri, qui aurait constaté sur le mou-

1. Il ne s'agit ici que de congestion active ; la pathogénie des néphrites par congestion passive ou par stase veineuse a été étudiée dans les pages précédentes.
2. Capitan. Th. de Paris, 1883. — La Celle de Châteaubourg. Th. de Paris, 1883. — Kemhadjian. *Albuminurie consécutive aux excitations cutanées*, Th. de Paris, 1382. — Valissant. *Albuminurie a frigore*, Th. de Paris, 1882. — A. Robin. *Congestion rénale primitive*, fasc. I, Paris 1885. — Simonoff. *Albuminurie humatismale*, Th. de Paris, 1882.
3. V. Wittich. *Ueber die Abhängigheit der Harnsecretion von den Nerven*, in *Königsb. med. Jahresb.*, 1861.

ton que l'inflammation de la moelle et de ses enveloppes est souvent accompagnée de l'inflammation du péritoine et des reins. On voit que, dans la plupart de ces expériences, l'irritation ou la section des nerfs rénaux n'ont pas seulement provoqué l'albuminurie, mais encore une altération de l'organe; et Bernard dit expressément que, dans ces faits, il est porté à expliquer le passage de l'albumine dans l'urine par un état pathologique du rein[1].

Ces expériences n'ont qu'un rapport bien éloigné, je le reconnais, avec les faits cliniques; ils prouvent néanmoins l'influence du système nerveux sur les troubles de fonctionnement et de nutrition du rein[2].

De toutes les causes pathologiques qui agissent sur le rein par l'intermédiaire du système nerveux, la plus évidente est l'*action du froid*. On a beaucoup abusé du refroidissement dans l'étiologie d'un grand nombre de maladies et notamment des néphrites; la néphrite scarlatineuse, par exemple, qu'on considérait comme une conséquence de l'impression du froid, est bien plus vraisemblablement due à l'infection scarlatineuse elle-même. Cependant de nombreuses expériences et de nombreuses observations, faites sur l'homme et sur les animaux, prouvent surabondamment que le froid est une cause fréquente d'albuminurie. Les expériences de M. le professeur Bouchard, relatées dans la thèse de M. Kemhadjian, celles de M. Capitan, les observations de M. de Châteaubourg, qui a constaté fréquemment l'albuminurie chez des hommes bien portants à la suite

---

1. Voy. au point de vue pathologique, *Arch. de physiol.* 1874, p. 627. *Deux cas de myélite aiguë centrale; lésions inflammatoires des reins*, par M. Hayem.

2. Je ne fais que rappeler la célèbre expérience de Claude Bernard, la piqûre du quatrième ventricule, qui est relative à la pathogénie de l'albuminurie plutôt qu'à celle de la néphrite proprement dite.

de bains froids, d'autres expériences semblables de M. Afa-
nassiew, de M. Lassar[1], etc., montrent que l'albuminurie
est une conséquence assez commune du refroidissement
périphérique.

Que ces albuminuries, habituellement temporaires,
quand l'action du froid l'est également, puissent déterminer
une altération consécutive du rein et une néphrite, quand
le refroidissement est plus intense et plus prolongé, cela ne
fait de doute pour personne. Entre la congestion simple et
les lésions initiales de la néphrite, la limite n'est pas exactement tranchée[2], et l'on est porté à supposer d'autre part,
ainsi que je l'ai dit à propos de la théorie hématogène du
mal de Bright, que la persistance de l'albuminurie peut,
par elle-même, déterminer à la longue des lésions du rein.

D'ailleurs, les faits cliniques de néphrite *a frigore* ne
manquent pas, tous les ouvrages de pathologie rénale en
renferment des exemples. Osborne, cité par Frerichs[3], Frerichs lui même, Wilks, Bartels, M. Lancereaux en ont rapporté des cas.

Or, tout tend à prouver que ces congestions rénales et ces
néphrites sont sous la dépendance de troubles vaso-moteurs
réflexes. L'antagonisme qui existe entre les vaso-moteurs
cutanés et les vaso-moteurs viscéraux est bien connu des
physiologistes. La contraction et le resserrement des vaisseaux périphériques, sous l'influence du froid ou de toute
autre cause, ont pour effet une sorte de fluxion viscérale
compensatrice, une dilatation des vaisseaux des organes
internes et en particulier du rein. Goodfellow a reconnu, un

---

1. Cités dans la thèse de Capitan, p. 66.
2. A. Robin. *Congestion rénale primitive*, p. 21.
3. Frerichs. *Die brightsche Nierenkrankeit*, 1851, p. 157 et suiv.

des premiers, l'influence de ces actions réflexes vaso-motrices sur la production de l'albuminurie. Frerichs explique en partie l'action puissante du froid sur la production des néphrites par ce fait que le rein paraît être, en quelque sorte, le réservoir où se précipite le plus volontiers le sang dans les refroidissements. M. le professeur Jaccoud admet que l'excitation du système nerveux périphérique est un des éléments qui interviennent dans la production des néphrites *a frigore* [1].

Je sais qu'on a invoqué d'autres causes pour expliquer les lésions rénales *a frigore*, notamment la suppression ou la suspension momentanée ou la diminution des fonctions de la peau. Todd (*loc. cit.*, p. 198) croyait déjà que la sécrétion de la peau pouvait être interrompue par l'action du froid, et que les produits organiques, qui devaient s'éliminer par cette voie, passaient alors à travers le rein en l'irritant. Je ne nie pas complètement l'influence de cette espèce d'auto-intoxication, résultant de l'arrêt de l'élimination cutanée, sur les troubles de la fonction rénale, mais je crois que le rôle pathogénique principal, dans la congestion du rein et dans la néphrite qui succèdent à l'impression du froid, appartient aux troubles vaso-moteurs réflexes.

Toutes les excitations cutanées peuvent donner lieu, par le même mécanisme, à des phénomènes semblables aux précédents: albuminurie, congestion rénale et souvent néphrite.

Les expériences de M. Wolkenstein, de M. Feinberg, de M. Lassar, de M. le professeur Bouchard et de ses élèves [2], relatives aux frictions et à l'électrisation cutanée, et aux

---

1. Jaccoud. Art. du *Dictionnaire*, p. 561.
2. Voy. la thèse de M. Capitan, p. 53-59, et celle de M. Kemhadjian, p. 9, 19 et suivantes.

applications de substances irritantes sur la peau, ont montré que toute excitation de la peau pouvait provoquer l'albuminurie. De même, la présence de l'albuminurie dans l'urine a été constatée par M. Unna (de Hambourg), par M. Kemhadjian, chez les galeux après la frotte. D'après Wolkenstein, l'action prolongée des agents irritants sur la peau détermine chez les animaux, non pas seulement une simple congestion du rein avec albuminurie temporaire, mais souvent de véritables néphrites.

L'expérience bien connue du vernissage, pratiquée par Fourcault, par M. Semmola, par M. Sokoloff, par M. le professeur Bouchard, est également très démonstrative à cet égard[1] ; elle est toujours suivie d'albuminurie et même d'altérations rénales (Sokoloff)[2].

Avec l'obligeant concours de M. Armand Siredey, j'ai répété ces expériences de vernissage sur deux cobayes. Un premier cobaye, préalablement tondu et rasé, a été recouvert de vernis depuis la racine du cou jusqu'à la queue. Un second cobaye a été seulement tondu à la mécanique, et l'on a appliqué sur la peau une épaisse couche de gommelaque en solution dans l'alcool. Les deux animaux sont morts au bout de douze heures environ, nous avons trouvé des altérations rénales identiques dans les deux cas : une congestion généralisée de l'organe, sans hémorrhagies; des altérations épithéliales des tubes contournés, caractérisées par la tuméfaction des cellules qui sont confondues, peu distinctes, détachées par places, et dont la plupart ont subi la transformation vacuolaire. Certains tubes renferment

---

1. Hillairet et Gaucher, *Traité des maladies de la peau*, t. I⁰ʳ, p. 42-43.

2. Je mentionne néanmoins les résultats négatifs obtenus par Senator, dans des expériences semblables sur l'homme.

des boules protéiques dans leur intérieur, mais il n'y a pas de cylindres véritables. Les tubes droits et les branches grêles des anses de Henle ne présentent aucune altération; les glomérules sont congestionnés, sans épaississement de leur capsule.

On voit que, dans ces deux expériences, le vernissage a déterminé une véritable néphrite. Or la pathogénie de toutes ces néphrites par excitation cutanée (frictions, application de substances irritantes, vernissage) est analogue à celle de la néphrite *a frigore*. Il s'agit encore ici d'une fluxion rénale par trouble de l'innervation vaso-motrice. Il est vrai qu'il faut faire une réserve relativement à l'influence possible de l'absorption d'une certaine quantité de matière toxique, dans l'application sur la peau de substances irritantes, et une autre réserve relative aux effets de la suppression des fonctions de la peau et de l'élimination cutanée, dans l'expérience du vernissage; mais, dans l'un et l'autre cas, il est vraisemblable que la plus grande part, dans la pathogénie de l'hyperhémie rénale et de la néphrite, appartient à l'action réflexe, dont le point de départ est dans l'excitation des téguments.

C'est également dans ce groupe des néphrites congestives, par fluxion réflexe, qu'il faut faire rentrer la plupart des néphrites observées dans les brûlures et dans quelques affections de la peau.

A la suite des brûlures étendues, c'est plus qu'une congestion du rein, c'est aussi une néphrite qu'on observe (Ponfick, Wagner, Bartels[1], Lancereaux[2]); et cette néphrite a les caractères des néphrites épithéliales. On sait d'ailleurs

---

1. Bartels, *Trad. française*, p. 249.
2. Lancereaux, *Art. cité*, p. 241.

que l'action du calorique et les bains très chauds, comme
l'ont encore montré les récentes expériences de M. le professeur Bouchard[1], peuvent provoquer l'albuminurie. A part
les cas dans lesquels les brûlures déterminent des suppurations, qui peuvent alors produire une néphrite par la résorption des produits septiques ou des principes infectieux de
la plaie, les néphrites des brûlures sont le plus souvent
imputables à des troubles vaso-moteurs réflexes, dont le
point de départ est dans l'excitation de la peau, ainsi que
M. Brown-Séquard l'a montré depui longtemps déjà.

On a signalé aussi l'albuminurie ou la néphrite comme
complication de certaines affections de la peau, de la lèpre,
du lupus, du pemphigus foliacé (Neumann), des dermatoses
suppurées (Bamberger), du lichen et du psoriasis (Gubler),
de l'eczéma, du pemphigus, de l'impétigo (Wagner). Mais
ici la pathogénie n'est certainement pas la même dans tous
les cas ; elle me paraît être complexe. Tantôt c'est la dégénérescence amyloïde qu'on observe, tantôt la néphrite
parenchymateuse, tantôt l'albuminurie simple. Il faut se
garder de rapporter, par analogie, toutes ces lésions et ces
troubles fonctionnels du rein à une congestion réflexe. Dans
les dermatoses suppurées, comme je l'ai déjà dit, M. Augagneur paraît avoir montré que les néphrites étaient d'origine
infectieuse. Dans d'autres de ces maladies, telles que la
lèpre, le lupus, le pemphigus, la néphrite semble être une
détermination de la maladie elle-même, quelle que soit sa
nature. Peut-être en est-il dans certaines maladies de la
peau comme dans l'érysipèle ; on attribuait jadis l'albuminurie de l'érysipèle à un réflexe cutané, comme dans les

1. Kemhadjian. Th. citée, p. 17 et 29.

brûlures, et on sait aujourd'hui que cette néphrite est infectieuse. C'est seulement dans les affections prurigineuses qu'il est vraisemblable d'admettre une irritation des nerfs cutanés, déterminée surtout par le grattage, et se répercutant sur les vaso-moteurs du rein. L'albuminurie, dans ces cas, et peut-être la néphrite, si on l'observe, sont alors véritablement d'origine congestive.

Le réflexe provocateur de la congestion rénale peut avoir un autre point de départ que la surface cutanée; il peut notamment partir de la muqueuse des voies génito-urinaires. Dans une thèse récente [1], M. Tuffier a montré, par des expériences faites en commun avec M. Dastre, que l'irritation de la muqueuse vésicale ou des muqueuses anorectale, uréthrale et vaginale provoquait une congestion du rein, par un réflexe dont la voie centripète est dans les nerfs sensibles de la vessie (ou des autres muqueuses) et la voie centrifuge dans le sympathique rénal. On comprend facilement l'importance de ces faits pour la pathogénie des néphrites ascendantes, dont il sera parlé plus loin.

Enfin, M. H. Michel (de Lyon [2]), dans un travail inspiré par M. le professeur Tessier, s'est efforcé de démontrer que l'albuminurie, qu'on observe dans certaines affections chroniques du système nerveux, était sous la dépendance de troubles vaso-moteurs, déterminés par l'excitation du système nerveux central ou du grand sympathique. Dans quelques cas, cette albuminurie pourrait produire à la longue une irritation du rein qui deviendrait une véritable néphrite.

On voit, par tous ces exemples, combien est important

---

1. Tuffier, *Thèse de Paris*, 1885, p. 15 à 23.
2. H. Michel, *Thèse de Lyon*, 1885, Paris, J.-B. Baillère.

le rôle de la congestion réflexe dans la pathogénie des néphrites, et, dès maintenant, on peut constituer un groupe
spécial de néphrites qui reconnaissent pour mode pathogénique les *réactions nerveuses*.

§ 9. — NÉPHRITE GRAVIDIQUE

Il n'est peut-être pas de néphrite dont la nature soit
plus controversée que la néphrite gravidique[1]. Il importe
tout d'abord de distinguer cette néphrite, développée pendant la grossesse et sous son influence, des altérations
rénales préexistantes à la grossesse et des néphrites qui
peuvent naître sous l'influence d'une cause banale, acci-
dentelle, quelconque, aussi bien chez les femmes enceintes
que chez tout autre individu. Il y a une autre distinction
à faire, c'est celle de l'albuminurie du travail. Cette albuminurie, bien que favorisée par l'état pathologique général
des parturientes, est surtout liée aux modifications de pression que produit l'accouchement dans le système vasculaire du rein (Cassin) ; en tout cas, elle n'est vraisemblablement pas sous la dépendance d'une lésion rénale.

Ainsi limitée, la question est cependant encore très complexe, et je n'en veux pour preuve que les nombreuses
théories émises pour expliquer la pathogénie de la néphrite
gravidique vraie.

1. Voy. outre les traités de Rayer, de Frerichs, de Rosenstein, de Bartels, les
ouvrages suivants : Lépine, *Notes additionnelles à la trad. de Bartels*, p. 669. —
Blot, *Thèse de Paris*, 1849. — Petit, *Thèse de Paris*, 1876. — Mayor, *Thèse de
Paris*, 1880. — Cassin, *Thèse de Paris*, 1880. — Charpentier. *Traité d'accouchement*, t. 1er, p. 668. — Kaltenbach, *Arch. für Gynækol.*, t. III, p. 1. — Möricke,
Zeitsch. für Gebutschülfe, Stuttgart, t. V, p. 1, 1880. — Ingerslev, *Ibid.*, t. VI,
p. 171, 1881. — Halbertsma, Ingerslev, Paul Bar, Congrès de Copenhague, *Comptes
rendus*, p. 47-55.

On ne s'entend même pas sur la nature de la lésion rénale. Sans parler de Depaul, qui avait nié cette lésion dans la plupart des cas, alors que l'histologie pathologique du rein était insuffisamment connue, les uns font du rein gravidique une néphrite parenchymateuse aiguë (Frerichs, Bartels, Mayor), les autres, avec M. Leyden, ne voient aucun caractère inflammatoire dans cette néphrite, et pensent que la lésion consiste simplement dans une infiltration graisseuse des épithéliums. M. le professeur Lépine, qui soutient également cette opinion, rapproche cette infiltration graisseuse du rein de celle des cellules du foie, observée par M. de Sinéty pendant la grossesse.

Quant aux théories pathogéniques on peut les classer de la manière suivante : théorie de la stase veineuse, par gêne circulatoire du petit bassin ; théorie de la dyscrasie ; théorie de la compression des uretères..

L'influence de la stase veineuse a été invoquée par Blot. Frerichs, Simpson, Schottin, Braun considèrent la néphrite comme une conséquence des obstacles apportés par l'utérus gravide à la circulation veineuse abdominale. Il est vrai que Frerichs attribue aussi une certaine influence à l'altération de crase sanguine. Bartels, au contraire, s'est efforcé de prouver que la néphrite gravidique ne reconnaissait pas pour cause la compression des veines rénales. Ses recherches lui ont montré que la situation de ces veines est trop profonde ; que d'ailleurs l'utérus gravide ne peut comprimer que la veine rénale gauche, sur la deuxième vertèbre lombaire ; or les deux reins sont toujours également malades, et, enfin, les lésions qu'ils présentent ne sont pas celles du rein cyanotique. Cependant la gêne circulatoire du bassin chez la femme grosse est indéniable ; si ce ne sont pas les

veines rénales, c'est la veine cave qui peut être comprimée.
Bartels n'a pas convaincu tous les accoucheurs, car, dans
un travail récent, M. Möricke soutient encore que la stase
veineuse est la cause de la plupart des affections rénales qui
se développent pendant la grossesse.

D'autres, non sans raison, ont pensé que la néphrite gravidique était de nature spéciale; qu'elle pouvait être due,
comme les auteurs anglais le supposent [1], à l'augmentation
des déchets organiques, à l'accumulation dans le sang des
produits excrémentitiels et à l'irritation que ces produits
exercent sur le rein. M. le professeur Klebs attribue la dyscrasie, qui favorise l'apparition des néphrites chez les femmes
enceintes, à l'augmentation des échanges nutritifs dans les
derniers mois de la grossesse. M. Ingeslev, qui cite l'opinion de Klebs, se range à cette opinion, en ajoutant que
R. Barnes est également du même avis. De fait, en faveur de
la dyscrasie, on peut invoquer cette particularité, que certaines femmes, par une sorte de prédisposition individuelle,
sont atteintes de néphrite à chacune de leurs grossesses.

Mais, si l'utérus gravide ne comprime pas les veines rénales, il peut comprimer les uretères. M. Bamberger a
montré, contrairement à l'opinion de Bartels, qu'une compression semblable pouvait exister dans certains cas de tumeurs du ventre, et notamment dans les kystes de l'ovaire.
En faveur de la théorie de la compression, on a dit que
l'albuminurie gravidique était plus fréquente quand l'utérus
était plus volumineux, dans la grossesse gémellaire (Litz-
mann) et dans l'hydramnios; elle est plus fréquente chez les
primipares, et surtout chez les primipares vieilles, à cause
de la résistance des tissus (Halbertsma) ; d'après le même

---

1. Galabin, cité par M. Lépine, *loc. cit.*, p. 670.

auteur elle serait aussi plus fréquente dans les rétrécissements du bassin. Je dois dire que toutes ces assertions ont été contestées, notamment par M. Ingerslev. D'ailleurs, M. Lohlein n'a trouvé, chez les femmes éclamptiques qu'il a autopsiées, la dilatation des uretères que dans la proportion de 25 p. 100. Néanmoins l'efficacité de la compression des uretères, dans la production de l'albuminurie gravidique, n'est pas douteuse ; elle est admise partiellement par M. le professeur Leyden et par M. le professeur Lépine ; M. le professeur Halbertsma (d'Utrecht) soutient cette théorie à l'exclusion de tout autre. La néphrite gravidique serait alors comparable aux altérations rénales déterminées par la ligature des uretères.

Je ne fais que signaler la théorie de Frankenhauser, d'après lequel l'albuminurie gravidique pourrait résulter d'une irritation primitive du plexus utérin se répercutant sur les ganglions rénaux, que Banti dit avoir trouvés lésés dans certains cas de néphrite parenchymateuse[1].

Je mentionne enfin l'opinion exprimée récemment par MM. Doléris et Pouey, qui croient l'albuminurie gravidique liée à une néphrite infectieuse spéciale.

Mais, avant de se prononcer pour l'une ou l'autre de ces théories, il faudrait savoir tout d'abord si l'albuminurie de la grossesse comporte toujours une lésion rénale, une néphrite ; il faudrait savoir si, dans l'urine des femmes grosses, on ne trouve pas des albumines différentes suivant les cas[2]. L'albuminurie gravidique n'est pas mortelle dans la majorité des cas, et il est possible que souvent elle soit seulement d'origine dyscrasique.

1. Frankenhauser, *Die Nerven der Gebärmutter*, Iéna, 1877.
2. Paul Bar, *Communication au Congrès de Copenhague.*

Quoi qu'il en soit, de la discussion de toutes ces théories ressort ce fait, que la pathogénie du rein gravidique est probablement complexe. Toutes les causes qui ont été invoquées peuvent avoir, suivant les cas, une part d'action variable dans la production de la néphrite. La congestion mécanique veineuse du rein n'est certainement pas un élément négligeable ; la compression et la dilatation des uretères existent, et on les a maintes fois constatées anatomiquement ; l'influence de cette compression est également certaine ; et, d'autre part, il est difficile de se défendre, en présence des conditions spéciales de la nutrition chez les femmes grosses, de l'idée qu'une altération humorale, une dyscrasie sanguine particulière, produite par l'état gravidique, doivent être une des causes principales de l'albuminurie et de la néphrite des femmes enceintes.

En somme, nous avons là un exemple de l'association, de la combinaison de deux modes pathogéniques ; la néphrite gravidique semble résulter à la fois d'un trouble préalable de la nutrition et d'une dystrophie des éléments cellulaires du rein, provoquée soit par la stase veineuse, soit par un obstacle à l'excrétion de l'urine.

§ 10. — NÉPHRITES PAR LÉSION OU IRRITATION DES VOIES D'EXCRÉTION. NÉPHRITES ASCENDANTES

Deux éléments semblent entrer en jeu, avec une prédominance variable suivant les cas, dans la pathogénie des néphrites ascendantes : la présence de parasites, qui remontent des voies urinaires inférieures vers le rein, et la stagnation de l'urine, nécessairement altérée, consécutive à l'oblitération ou au rétrécissement des voies d'excrétion.

Les travaux de M. Pasteur ont montré, dès 1859[1], que la fermentation alcaline de l'urine et la transformation de l'urée en carbonate d'ammoniaque étaient dues à l'action d'un ferment organisé, d'un micro-organisme, la *torulacée ammoniacale* (*micrococcus ureæ* de Cohn). La découverte de M. Pasteur fut développée par M. Van Tieghem[2] et ne tarda pas à recevoir une confirmation clinique. Traube et Niemeyer publièrent des observations de malades atteints d'affections vésicales, et dont néanmoins l'urine était restée acide; or cette urine devint rapidement alcaline à la suite d'un premier cathétérisme, parce que la sonde mal nettoyée avait introduit dans la vessie des micro-organismes. Ce sont en effet les sondes malpropres qu'il faut accuser le plus souvent; mais la torulacée peut aussi pénétrer dans les voies urinaires par capillarité, depuis le méat jusqu'au col vésical, ou par une fermentation qui se transmet de proche en proche, la prolifération des cellules du ferment envahissant peu à peu l'urèthre, de l'une à l'autre de ses extrémités. Par des expériences nombreuses, M. Pasteur réfuta toutes les objections qui lui furent faites, notamment celle de M. Musculus et de plusieurs autres qui pensaient que le mucus vésical était le véritable ferment, un ferment soluble.

Mais la torulacée de MM. Pasteur et Van Tieghem ne jouit pas seule de la propriété de provoquer par sa présence la transformation ammoniacale de l'urine. M. Miquel a découvert en 1879 un bacille qui peut également transformer l'urée en carbonate d'ammoniaque. Ce bacille se présente

---

1. *Ann. de physique et de chimie*, 1859. — *Acad. des sciences*, 1860.
2. Thèse de doctorat ès sciences, 1864.

sous forme de longs filaments isolés ou articulés, bien différents des chapelets de grains arrondis caractéristiques de la
torulacée de Pasteur. Enfin M. Ch. Bouchard a décrit encore un autre ferment de l'urée, bien plus fréquemment
observé en pathologie humaine que la torulacée ammoniacale. La torulacée ne se trouve guère dans les urines am-
moniacales que deux fois sur cent, tandis que le microbe
de Bouchard existe quatre-vingt-dix-huit fois sur cent. C'est
un bacterium très mobile, dont l'aspect rappelle celui du
bacterium termo. Ce ferment, quand il a pénétré dans la
vessie, s'y multiplie, mais il jouit d'une activité inférieure
à celle de la torulacée. Dans les conditions normales de la
miction, le rein verse à chaque instant une nouvelle quantité d'urine acide, qui neutralise l'ammoniaque formée par
le ferment; mais, qu'il y ait rétention ou plutôt stagnation
de l'urine, la quantité relative d'ammoniaque augmente et
l'urine devient alcaline[1]. De sorte que le microbe peut sé-
journer longtemps dans la vessie, en y restant inoffensif, jusqu'au jour où des conditions favorables mettront en jeu son
action nocive ; c'est alors que les micro-organismes peuvent pénétrer jusqu'au rein et y déterminer les lésions les
plus graves, comprises sous la dénomination générale de
rein chirurgical.

D'après M. le professeur Guyon et son élève M. Guiard,
l'action du ferment serait subordonnée à l'altération préalable des voies urinaires, à une lésion vésicale; mais
l'inexactitude de cette assertion se trouve péremptoirement
démontrée par une expérience de MM. Lépine et Roux[2].
A la suite de l'injection, dans l'urèthre d'un cobaye, d'une

1. Guiard, *Thèse de Paris*, 1883, p. 100-101.
2. Académie des sciences, 10 août 1885.

demi-goutte de culture pure de *micrococcus ureæ*, MM. Lépine et Roux ont vu l'urine devenir ammoniacale. A l'autopsie, ils ont trouvé des lésions rénales et vésicales, et sur des coupes du rein, convenablement colorées, il ont vu des *micrococci* dans les cellules épithéliales. Un fragment du centre du rein, porté dans l'urine stérilisée, a donné une culture pure de *micrococcus ureæ*. Cette expérience prouve donc que le *micrococcus ureæ* peut se développer dans les voies urinaires saines, alors même que l'urine est acide, et produire des lésions vésicales et rénales capables d'entraîner la mort.

Ce sont donc les microbes eux-mêmes qui, remontant jusqu'au rein, déterminent les lésions rénales; et M. le professeur Klebs a décrit, depuis longtemps déjà, une pyélonéphrite parasitaire ascendante, consécutive à la cystite [1].

Dans ce cas, la lumière des canalicules est remplie de granulations brillantes, insolubles dans les acides, dans les alcalis, dans l'alcool et dans l'éther. M. Nykamp [2], dans des cas semblables, a constaté la présence d'amas de bactéries dans les canalicules urinifères.

Mais, à côté de l'action des microbes, il convient de faire une part, dans la pathogénie des néphrites ascendantes, à l'influence de la stagnation de l'urine, quand les voies urinaires sont rétrécies ou oblitérées. Car cette stagnation, et surtout l'altération du liquide sécrété [3], produisent sur le revêtement épithélial de la glande rénale une irritation, dont les effets sont bien connus depuis les travaux de

1. Klebs, *Handbuch der pathol. Anat.*, t. Ier, p. 655, Berlin, 1868.
2. Cité par M. Lépine, *Notes à Bartels*, p. 639.
3. Voy. les leçons de M. Charcot, in *Revue de médecine*, 1881, p. 515.

MM. Charcot et Gombault[1], de M. Aufrecht, de MM. Straus et Germont[2].

A la suite de la ligature de l'uretère, chez le cobaye, MM. Charcot et Gombault ont observé d'abord des lésions en quelque sorte mécaniques, caractérisées par l'aplatissement de l'épithélium et par la dilatation des tubes du rein, progressant de la papille vers la profondeur du parenchyme. Dans une seconde période, alors que le contenu de l'uretère est devenu trouble, apparaissent les premiers phénomènes d'irritation du tissu conjonctif. La végétation conjonctive devient prédominante, à mesure que la dilatation des tubes augmente. Au bout d'un certain temps, « les tubes du rein, plongés au sein d'une gangue conjonctive embryonnaire, sont revêtus d'un petit épithélium cubique; tandisque les uns sont encore dilatés, les autres aplatis sont sur le point de disparaître ». En somme, on assiste là au développement d'une cirrhose épithéliale; la lésion interstitielle est secondaire à l'irritation des épithéliums. Dans certains cas, les mêmes expérimentateurs ont noté, « de distance en distance, une infiltration de leucocytes tellement rapprochés les uns des autres, qu'on a sous les yeux de véritables abcès microscopiques ».

M. Aufrecht, dans des expériences analogues, est arrivé aux mêmes conclusions, et a constaté d'abord une néphrite parenchymateuse avec distension des canalicules, secondairement une inflammation interstitielle.

D'autre part, MM. Straus et Germont, en pratiquant la ligature aseptique de l'uretère et en se mettant à l'abri de

---

1. Charcot et Gombault, *Arch. de physiol.*, 1881, p. 146.

2. Straus et Germont, *Arch. de physiol.*, 1882, p. 336. — Germont, *Thèse de Paris,* 1883, p. 56. — Pisenti, *Altérat. du rein consécutives à la ligature des urelères,* Turin, 1883.

l'introduction des organismes phlogogènes, ont observé une atrophie simple du rein sans lésions interstitielles. Il y a d'abord une dilatation progressive de l'uretère et du bassinet et une distension générale du rein; puis l'épaisseur de la substance corticale se réduit de plus en plus, et à l'augmentation apparente du volume du rein au début succède une diminution de volume de plus en plus accusée. Bientôt la substance rénale est réduite à une simple coque de faible épaisseur, et il n'y a plus de distinction possible à l'œil nu entre l'écorce et la pyramide. Les lésions histologiques présentent deux phases successives : la première est caractérisée par l'ectasie des canalicules et par l'aplatissement de l'épithélium de revêtement; la seconde par le collapsus atrophique des tubes urinifères, qui s'aplatissent et reviennent sur eux-mêmes, en même temps que leur épithélium subit la transformation nucléaire régressive. Mais il n'y a aucune lésion interstitielle, et l'altération du tissu conjonctif est purement passive. MM. Straus et Germont font remarquer que la différence des résultats obtenus par eux et par MM. Charcot et Gombault tient à la différence du procédé opératoire. MM. Straus et Germont se sont placés dans des conditions aseptiques rigoureuses, conditions pour ainsi dire idéales et qui ne se réalisent que bien rarement en pathologie.

Si maintenant on cherche à faire l'application de toutes les recherches expérimentales précédentes à la pathologie, on voit que les néphrites ascendantes, consécutives à une lésion des voies urinaires inférieures ou à un obstacle au cours de l'urine, reconnaissent la même pathogénie et sont produites par le même mécanisme que ces néphrites expérimentales. Suivant les cas, c'est tantôt une néphrite interstitielle simple (cirrhose épithéliale) qu'on observe, tantôt une néphrite suppurative. La suppuration est toujours liée à la présence de micro-organismes, qui ont opéré leur migration de la vessie vers le rein.

C'est ainsi que, dans la *blennorrhagie*, la néphrite est consécutive à la cystite et résulte de la pénétration jusqu'au rein du gonococcus de Neisser [1].

Dans la tuberculose, on peut observer une véritable néphrite ascendante, habituellement précédée de lésions tuberculeuses de la vessie. M. Barthélemy m'a communiqué à cet égard une observation remarquable et tout à fait démonstrative. Une jeune fille vierge, qui avait l'habitude de laver ses parties génitales dans une cuvette, où son père, mourant de tuberculose pulmonaire, crachait toute la journée, fut atteinte de néphrite tuberculeuse suppurée.

La néphrite précoce, qu'on observe dans quelques maladies du système nerveux central, est toujours consécutive à la cystite[2]. Dans les paraplégies, le cathétérisme, nécessité par la paralysie de la vessie, est une cause de l'introduction des microbes dans les voies urinaires.

Chez les femmes en couches, on peut voir aussi la néphrite ascendante; c'est une pyélo-néphrite suppurée (rein chirurgical), caractérisée par des abcès disséminés dans le parenchyme rénal ou par des traînées purulentes le long des

---

1. Rayer avait déjà signalé la néphrite blennorrhagique; mais cette affection était peu connue en France. Cependant Virchow en 1867 enseignait que des néphrites graves peuvent être observées dans le cours de la blennorrhagie (Communication orale de M. le professeur Lépine).

V. Malgouverné, *Thèse de Paris*, 1880. — Lancereaux, *Art. cité*, p. 227.

Je ne parle pas de l'opinion de M. Luxoey (Thèse 1879) qui pense que, dans certains cas, la néphrite blennorrhagique peut être le résultat d'un retentissement à distance, d'une sorte de métastase.

2. Communication orale de M. le professeur Charcot.

vaisseaux. Cette néphrite est la conséquence du cathétérisme ou des lésions vésicales déterminées par les manœuvres de l'accouchement.

La *lithiase urinaire*[1], la présence de *corps étrangers* de nature quelconque dans les voies urinaires[2], les obstacles au cours de l'urine, déterminés par *l'hypertrophie de la prostate*, par les *rétrécissements de l'urèthre*[3], par le *cancer de l'utérus*[4], par la compression de l'uretère, quelle qu'en soit la cause, etc., peuvent donner naissance à une néphrite ascendante, par le même mécanisme que la ligature expérimentale de l'uretère .

Quand il n'y a pas introduction de microbes dans les voies d'excrétion, c'est la néphrite interstitielle simple qu'on observe; quand les microbes ont pénétré dans la vessie, soit par le cathétérisme, soit par des opérations pratiquées sur les voies urinaires, soit autrement, l'inflammation rénale affecte la forme suppurative; et, ce qui le prouve, c'est que dans toutes ces suppurations rénales, on trouve, dans le parenchyme de l'organe, des micrococci qui sont les agents de la suppuration[6].

§ 11. — NÉPHRITES TRAUMATIQUES

La pathogénie de ces néphrites n'est pas aussi simple qu'on pourrait le croire. La lésion primitive résulte tou-

1. Lancereaux, *Art. cité*, p. 221 et 193. — Jardet, *Thèse de Paris*, 1885.
2. Labadie-Lagrave, *Art. cité* (2ᵉ partie), p. 7.
3. Bazy, *Thèse de Paris*, 1880. — A. Jean, *Thèse de Paris*, 1879.
4. Lancereaux, *Ann. des mal. des organes génito-urinaires*, juillet, août, septembre 1884. — Arthaud, *Revue de médecine*, 1883, p. 904.
5. Garcin, *Archives de médecine*, 1879 (Pyélo-néphrite d'origine vésicale).
6. Cornil et Babès, *Les Bactéries*, p. 330.

jours de l'action directe de l'agent vulnérant sur les éléments anatomiques du rein; mais, toujours aussi, ce processus élémentaire très simple se complique d'effets locaux secondaires, soit de phénomènes congestifs réflexes, soit d'irritation suppurative déterminée par la présence des microbes. Les lésions définitives reconnaissent donc plusieurs modes pathogéniques associés : en premier lieu, une dystrophie élémentaire primitive, résultant de l'action vitale des cellules réagissant contre le traumatisme, secondairement une réaction nerveuse réflexe amenant la fluxion vasculaire, et enfin, dans certains cas, l'infection produite par l'introduction des micro-organismes dans la plaie.

La simple contusion du rein, quelles que soient d'ailleurs ses conséquences graves, aboutit très rarement à la formation d'un abcès[1], parce que les germes de l'air ne pénètrent pas dans le foyer inflammatoire; au contraire, les plaies par instruments piquants ou tranchants ou par armes à feu[2] sont presque toujours, quand la vie se prolonge, suivies de suppuration rénale circonscrite ou diffuse.

§ 12. — NÉPHRITES LOCALISÉES SECONDAIRES

Je n'ai qu'un mot à dire de la pathogénie des lésions irritatives ou inflammatoires chroniques, qui se développent secondairement autour des tumeurs et des néoplasmes du rein. Ces lésions prolifératives résultent de l'irritation conjonctive périphérique; et le tissu embryonnaire initial subit ultérieurement l'organisation fibreuse.

---

1. Rayer, *Loc. cit.*, t. I. — Lancereaux, *Art. cité*, p. 308. — Labadie-Lagrave, *Art. cité* (2ᵉ partie), p. 2. — Bloch, *Thèse de Paris*, 1873.
2. Ravel, *Thèse de Paris*, 1870.

On peut observer aussi une néphrite localisée suppurée, résultant de la propagation au rein de l'inflammation et de la suppuration d'un organe voisin. Le processus de ces inflammations secondaires, par continuité, ne présente d'ailleurs rien de spécial au rein.

IV

Si maintenant l'on récapitule toutes ces néphrites, et si l'on cherche, sous forme de conclusion, en les rapprochant les unes des autres, à quel mode pathogénique chacune d'elles se rapporte, je crois qu'on peut arriver à les classer de la manière suivante :

Première classe. — Néphrites par altération primitive des éléments anatomiques (action directe de la cause sur la cellule, ou trouble de nutrition locale des cellules) :

Néphrites traumatiques.

Néphrites toxiques.

Néphrite interstitielle (cirrhose épithéliale) consécutive à la rétention d'urine, à l'oblitération ou au rétrécissement des voies d'excrétion. — Ligature des uretères.

Lésions consécutives à la ligature de l'artère rénale. — Néphrites dystrophiques par angustie du système artériel.

Néphrites par stase (rein cardiaque, thrombose et ligature de la veine rénale).

Certaines néphrites interstitielles par excès d'action du rein (excès de boisson) et par fonctionnement exagéré de l'organe (néphrite interstitielle due à la polyurie chez les diabétiques).

Deuxième classe. — Néphrites par infection :

Néphrites infectieuses proprement dites (l'agent infectieux pénètre par les vaisseaux).

Néphrites infectieuses ascendantes (pyélo-néphrite parasitaire consécutive à la cystite ; néphrite ascendante blennorrhagique ; néphrite ascendante tuberculeuse, etc.).

Troisième classe. — Néphrites par troubles préalables de la nutrition (néphrites diathésiques et cachectiques) :

Néphrite interstitielle. — Rein sénile.

Mal de Bright (gros rein blanc).

Néphrite goutteuse.

Altérations du rein dans le diabète sucré.

Néphrite gravidique (pathogénie complexe et discutée).

Quatrième classe. — Néphrites par réactions nerveuses :

Néphrites congestives (fluxions réflexes ; néphrite *a frigore* et par irritation cutanée : frictions, brûlures, etc.).

TABLE DES MATIÈRES

FIN DE LA TABLE DES MATIÈRES

BOURLOTON. — Imprimeries réunies, B.